Monthly Book *Derma.*

編集企画にあたって…

Derma. の編集企画は，2004 年 2 月発刊の Derma. 83 号「真菌症 up date」，2009 年 11 月発刊の Derma. 159 号「フォトダイナミックセラピー（PDT）実践マニュアル」に引き続き 3 度目になります．1 度目の企画は真菌症と大枠が決まっていて，疾患を絞りやすく，項目立てが比較的容易に進みました．2 度目の企画は PDT という特殊な治療法であり，皮膚科で積極的に行っている施設が少なかったため，項目立ては必然的に決まっていきました．今回頂いたテーマは「かおとあたまの皮膚病診療」というテーマで，どのような構成にするか正直悩みました．頭部，顔面，頸部に生じる皮膚疾患は，スタンダードなものだけでも，アトピー性皮膚炎，接触皮膚炎などの湿疹・皮膚炎群，尋常性痤瘡，癤，丹毒などの細菌感染症，単純ヘルペス，帯状疱疹などのウイルス感染症，白癬，カンジダ症，マラセチア関連皮膚疾患などの真菌感染症，各種皮膚腫瘍，母斑，母斑症など多岐にわたり，特殊なものまで含めようと考えると収拾がつかなくなります．埼玉医科大学総合医療センター皮膚科に私が赴任してから二人三脚で仕事をしている寺木祐一准教授に相談に乗ってもらい，今回は奇をてらわず，オーソドックスな項目立てとし，後は各項目に精通している先生方に内容を一任しようという方針が決まりました．

湿疹・皮膚炎はアレルギーに強い荻窪病院皮膚科部長の布袋祐子先生に，細菌感染症は症例が豊富な当院皮膚科で講師を務める人見勝博先生に，ウイルス感染症は迷うことなく杏林大学皮膚科の水川良子臨床教授に，皮膚腫瘍は皮膚外科に造詣の深い獨協医科大学埼玉医療センター皮膚科准教授の須山孝雪先生に，小児の皮膚腫瘍，母斑は第一人者である神奈川県立こども医療センター皮膚科部長の馬場直子先生に原稿を依頼しました．やや特殊なものとして，膠原病の皮膚症状は皮膚膠原病を専門領域とする慶應義塾大学皮膚科准教授の谷川瑛子先生に，日光に関係のある皮膚疾患はこの領域のスペシャリストである大阪医科大学皮膚科教授の森脇真一先生に，脱毛症は杏林大学皮膚科大山学教授門下で新進気鋭の福山雅大先生に，臨床的に鑑別に悩むことの多い痤瘡様の皮疹を呈する疾患は臨床経験豊富な寺木先生に依頼しました．

真菌感染症は専門領域でもあり私が自分で担当しました．各先生方が書かれた原稿を拝読しましたが，どの項目も非常に充実した内容になっています．各先生方が専門あるいは得意とする領域で，どの疾患を取り上げるのか，それぞれの疾患のポイントは何か，何を重視し，どのように対応するのか，エキスパートの先生の考え方には常に非常に学ぶものがあります．この特集号の内容が，「かおとあたまの皮膚病診療」において，皆様の日常診療に大いに役立つことを祈っています．

2020 年 11 月

福田知雄

KEY WORDS INDEX

WRITERS FILE
ライターズファイル
（50音順）

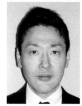

須山　孝雪
（すやま　たかゆき）

1995年　新潟大学卒業／同大学皮膚科入局
2001年　同大学大学院修了／新潟県立がんセンター新潟病院皮膚科, 医長
2002年　新潟大学医学部附属病院皮膚科, 医員（同院形成外科研修）
2003年　同大学皮膚科, 助手
2007年　新潟県立吉田病院皮膚科, 医長
2009年　埼玉医科大学国際医療センター皮膚科, 助教
2010年　同, 講師
2013年　静岡県立がんセンター皮膚科, チーフレジデント（同院頭頸部外科研修）
2014年　埼玉医科大学総合医療センター皮膚科, 講師
2016年　獨協医科大学越谷病院（現, 獨協医科大学埼玉医療センター）皮膚科, 准教授（埼玉医科大学総合医療センター, 非常勤講師）

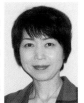

馬場　直子
（ばば　なおこ）

1983年　滋賀医科大学卒業／横浜市立大学医学部病院ローテート研修
1985年　同大学皮膚科入局
1986年　横須賀共済病院皮膚科
1988年　横浜市立大学皮膚科
1991年　同, 助手
1993年　同, 講師
1994年　神奈川県立こども医療センター皮膚科, 医長
2003年　同, 部長
2015年　横浜市立大学皮膚科, 臨床教授（兼任）

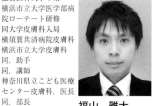

福山　雅大
（ふくやま　まさひろ）

2011年　慶應義塾大学卒業／横須賀共済病院, 研修医
2013年　慶應義塾大学皮膚科入局／同, 専修医
2014年　杏林大学皮膚科, レジデント
2015年　国家公務員共済組合連合会立川病院皮膚科
2016年　杏林大学皮膚科, 助教

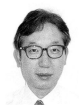

谷川　瑛子
（たにかわ　あきこ）

1986年　慶應義塾大学卒業／同大学皮膚科入局
1991年　同, 助手
1993年　清水市立病院皮膚科, 医長
1996年　慶應義塾大学皮膚科, 助手
1998年　同, 専任講師
2006年　英国ロンドン大学Lupus research unit, 米国ペンシルバニア大学留学
2007年　慶應義塾大学皮膚科, 専任講師
2019年　同, 准教授

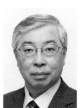

人見　勝博
（ひとみ　かつひろ）

1996年　山形大学卒業／同大学皮膚科入局
2001年　同大学大学院修了／岡山大学皮膚科, 医員
2004年　埼玉医科大学総合医療センター皮膚科, 助手
2007年　豊岡第一病院皮膚科, 医長
2008年　埼玉医科大学総合医療センター皮膚科, 助教
2012年　同, 講師

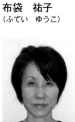

布袋　祐子
（ふてい　ゆうこ）

1992年　慶應義塾大学卒業／同大学皮膚科入局
1994年　平塚市民病院皮膚科
1997年　慶應義塾大学皮膚科, 助手
1999年　読売診療所皮膚科, 科長
2005年　荻窪病院皮膚科, 部長
2020年　同病院, 副院長

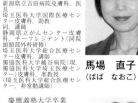

寺木　祐一
（てらき　ゆういち）

1984年　浜松医科大学卒業／慶應義塾大学皮膚科入局
1986年　清水市立病院皮膚科
1989年　慶應義塾大学皮膚科, 助手
1991年　平塚市民病院皮膚科
1994年　杏林大学皮膚科, 講師
1995〜97年　米国 University of Texas, Southwestern Medical Center 留学
2005年　埼玉医科大学総合医療センター皮膚科, 准教授

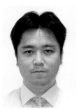

福田　知雄
（ふくだ　ともお）

1987年　慶應義塾大学卒業／同大学皮膚科入局
1989年　国立東京第二病院皮膚科
1991年　慶應義塾大学皮膚科, 助手
1994年　杏林大学皮膚科, 助手
2004年　同, 学内講師
2015年　東京医療センター皮膚科, 医長
2016年　埼玉医科大学総合医療センター皮膚科, 教授

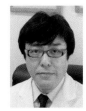

水川　良子
（みずかわ　よしこ）

1985年　杏林大学卒業／同大学医学部附属病院皮膚科
2000年　同大学皮膚科学講座, 助手
2004年　同, 学内講師
2010年　同, 講師
2013年　同, 准教授
2019年　同, 臨床教授

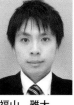

森脇　真一
（もりわき　しんいち）

1986年　大阪医科大学卒業／京都大学皮膚科
1987年　国立京都病院皮膚科
1992年　京都大学大学院修了／米国 National Institutes of Health 留学
1994年　兵庫県立尼崎病院皮膚科, 医長
1998年　浜松医科大学皮膚科, 助手
2000年　同, 講師／同大学光量子医学研究センター, 助教授
2005年　大阪医科大学皮膚科, 助教授
2009年　同, 教授

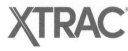
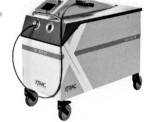

かおとあたまの皮膚病診療

◆編集企画／埼玉医科大学総合医療センター教授　福田　知雄　　◆編集主幹／照井　正　　大山　学

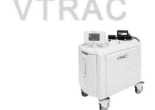
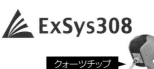
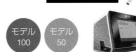
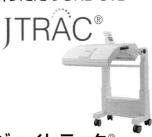

図解 こどもの あざ と できもの

新刊

診断力を身につける

編集 順天堂大学浦安病院形成外科 林 礼人
　　 赤坂虎の門クリニック皮膚科 大原國章

2020年8月発行　B5判　138頁　定価（本体価格5,600円＋税）

臨床写真から検索できるアトラス疾患別目次付き!!

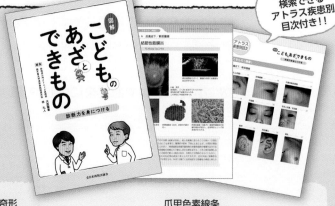

**"こども"の診療に携わる
すべての方に送る!**

皮膚腫瘍外科をリードしてきた編者が
経験してきた64疾患520枚臨床写真と
できもの（腫瘍）とあざ（母斑）の知識を
ぎゅっと凝縮しました!!

CONTENTS

Ⅰ. できもの（腫瘍）

● A **皮膚皮下／軟部腫瘍**
　毛母腫（石灰化上皮腫）
　皮様嚢腫
　外傷性表皮嚢腫
　脂肪腫
　汗管腫
　毛包上皮腫／毛包腫
　平滑筋母斑（平滑筋過誤腫）
　副耳
　耳前瘻孔
　副乳
　傍外尿道口嚢胞
　皮膚線維腫
　動脈瘤性線維性組織球腫
　指線維腫症
　結節性筋膜炎
　乳児線維性過誤腫
　肥満細胞症
　肥満細胞腫
　若年性黄色肉芽腫
　表皮下石灰化結節
　仙尾部胼胝様皮疹
　腱鞘巨細胞腫

● B **脈管系腫瘍／脈管奇形**
　乳児血管腫
　先天性血管腫
　房状血管腫
　カポジ肉腫様血管内皮細胞腫

　静脈奇形
　リンパ管奇形
　動静脈奇形
　血管拡張性肉芽腫症

● C **神経系腫瘍**
　神経線維腫症Ⅰ型
　　—レックリングハウゼン病—
　神経鞘腫
　二分脊椎

● D **骨性腫瘍**
　爪甲下外骨腫
　骨軟骨腫

● E **悪性腫瘍**
　隆起性皮膚線維肉腫
　巨細胞性線維芽細胞腫
　横紋筋肉腫

Ⅱ. あざ（母斑）

● F **赤あざ**
　毛細血管奇形（単純性血管腫）
　サーモンパッチ
　くも状血管腫
　クリッペル・トレノネー症候群
　先天性血管拡張性大理石様皮斑
　色素血管母斑症
　被角血管腫

● G **黒あざ**
　母斑細胞性母斑
　分離母斑

　爪甲色素線条
　巨大色素性母斑
　サットン母斑
　スピッツ母斑

● H **青あざ**
　太田母斑
　伊藤母斑
　蒙古斑
　異所性蒙古斑
　青色母斑

● I **茶あざ**
　扁平母斑
　表皮母斑

● J **白あざ**
　脱色素性母斑／まだら症（ぶち症）
　伊藤白斑
　尋常性白斑

● K **黄あざ**
　脂腺母斑

弊社紹介
ページはこちら

◀◀◀◀

全日本病院出版会
www.zenniti.com
〒113-0033 東京都文京区本郷3-16-4　Tel:03-5689-5989
Fax:03-5689-8030

MB Derma, 303：1-7, 2020.

◆特集／かおとあたまの皮膚病診療

かおとあたまの湿疹・皮膚炎

布袋祐子*

Key words：乳児湿疹(infantile eczema), 脂漏性皮膚炎(seborrheic dermatitis), アトピー性皮膚炎(atopic dermatitis), 接触皮膚炎(contact dermatitis)

Abstract 湿疹・皮膚炎群は, 日常診療においてよく遭遇する皮膚疾患の1つである. 特に顔や頭は露出部位であるため, 症状が生じた際の患者のストレスは大きく, 適切な診断, 治療が望まれる.

我々皮膚科医が顔や頭の湿疹・皮膚炎をみた際, 個々の皮疹および経過に加え, 問診で詳細を確認しながら診断することが大切である. 原因を特定し, その除去が治療のうえで大切になるため, 適切な検査, 指導, 治療を行う.

時折, 適切な指導が行われないまま再燃を繰り返し, 特にステロイド外用の指導が適切になされず, 結果, ステロイド皮膚炎に発展している例もある.

顔や頭の湿疹・皮膚炎をみた際, 各疾患の特徴を念頭に, 速やかに診断, 原因特定を行い, 適切な指導および治療を行うことが皮膚科医の重要な役割と考える.

はじめに

湿疹・皮膚炎群は日常診療においてよく遭遇する皮膚疾患の1つである. 特に露出部位である顔や頭にもみられ, 症状が生じた際の患者におけるストレスは予想以上に大きいものがあり, 適切な診断, 治療が望まれる.

今回, 顔や頭に生じやすい乳児湿疹, 脂漏性皮膚炎, アトピー性皮膚炎, 接触皮膚炎などについて最新の知見も交えながら述べる.

乳児湿疹

生後2週間〜数か月間の乳児では, 様々な原因により湿疹・皮膚炎を生じやすい(図1). この時期の脂漏性皮膚炎, アトピー性皮膚炎, 接触皮膚炎, 食物アレルギーなどを総称して乳児湿疹と呼ぶ.

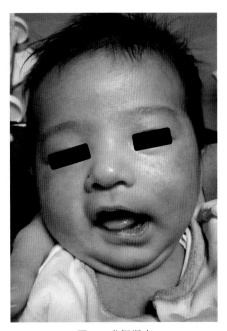

図 1. 乳児湿疹

* Yuko FUTEI, 〒167-0035 東京都杉並区今川
3-1-24 医療法人財団荻窪病院, 副院長／同病
院皮膚科, 部長

1. 臨床症状

生後2～4週ごろから発症する乳児型脂漏性皮膚炎は，母体と児自身由来のアンドロゲンによる皮脂分泌の過剰が一因となり生じる[1]．被髪頭部や鼻部，前額部に黄色調の厚い痂皮が付着し，紅色丘疹や落屑性紅色局面がみられる．特に鼻唇溝の皮疹は特徴的で，左右対称に眉から頬にかけて鱗屑を付す紅斑を伴う．生後3か月ごろから脂腺の退縮が始まるため，多くは自然に軽快する．

一方，乳児期のアトピー性皮膚炎は他の乳児湿疹との鑑別が困難である．他より遷延する傾向にあるため，2か月以上症状が持続した場合は本症を疑う．頭部および顔面に鱗屑性紅斑や漿液性丘疹を生じ，しだいに体幹，四肢に拡大するため，その分布やアレルギー素因・家族歴などで鑑別を行う．乳児期のアレルギー精査は，重症な場合を除いて積極的に行わないことが多い．

2. 治療

脂漏性皮膚炎は患部を清潔に保つスキンケアが大切となり，毎日石鹸とお湯で優しく洗浄する．頭皮に厚みのある固着性の痂皮がみられたら，オリーブ油や亜鉛化軟膏などで軟化させてからシャンプーすると痂皮が剝がれやすくなる．炎症が強い場合は後述するステロイド外用を検討する．

アトピー性皮膚炎が疑われる場合，保湿剤外用にて水分量を補完することが予防のためにも重要になる．アトピー性皮膚炎発症高リスク群に生後間もなくから保湿外用を行うことで，アトピー性皮膚炎の発症率が有意に減少したという報告[2]もあり，早期からの保湿を指導する．

乳児湿疹を治療する際，症状に応じて外用薬の使い分けを行う．軽症であればステロイド外用は不要で，プロペトやヘパリン類似物質などの保湿剤やアズノール®軟膏・亜鉛化単軟膏混合の外用で十分なことが多い．急性期もしくは炎症が遷延する場合，乳児の顔はなるべくミディアムクラスまでのステロイドにとどめて短期間使用する．

最近では乳児湿疹・乳児期のアトピー性皮膚炎が食物アレルギーの発症リスク因子であることが言われており[3]，早期介入の重要性が指摘されている．

脂漏性皮膚炎

脂漏性皮膚炎は乳幼児と思春期以降の成人に好発する皮膚炎の一種で，皮脂の分泌が活発な脂漏部位に出現する．乳幼児型については前項で触れたため，ここでは成人型を中心に述べる．

1. 臨床症状

好発部位は被髪頭部，眉毛部，鼻翼部，耳介後部，外耳，腋窩，臍部，鼠径部などの脂漏部位である．まずは顔や頭に一致して，鱗屑を伴う湿疹性紅斑や黄色調の鱗屑を付す紅色局面がみられたら本症を疑う（図2，3）．乳幼児と異なり，慢性かつ再発性で長期に及ぶことが多い．瘙痒はないか軽微で，ときに牡蠣殻状の硬い痂皮を頭部全体に付着する．いわゆる「フケ症」というのが脂漏性皮膚炎の軽症型にあたる．

2. 病因

病因の1つとして，皮膚常在酵母菌であるマラセチア属の関与が指摘されている．マラセチアが産生するリパーゼが皮脂を分解し，その分解産物であるオレイン酸により炎症が惹起される．最近，病変増悪に関連する菌種はマラセチア属のなかでも *M. restricta* であると報告されている[4]．

3. 鑑別疾患

臨床上，接触皮膚炎，アトピー性皮膚炎，尋常性乾癬，酒皶様皮膚炎，真菌症などを除外する．特に乾癬とは類似した症状を呈し，紅斑上の鱗屑の性質，躯幹四肢の皮疹分布で鑑別を行う．アトピー性皮膚炎では脂漏性皮膚炎でみられる鼻唇溝に皮疹がみられないのも，ポイントの1つとなり得る．

4. 検査

メチレンブルー染色液などを用いた直接鏡検によるマラセチア真菌の検出[5]が鑑別に有効であるが，実臨床においてあまり使用されていない．頭の鱗屑や紅斑をみた場合，頭部白癬などの真菌感染症との鑑別も要するため，必要に応じ真菌要素

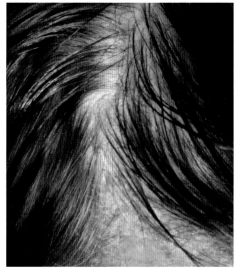

図 2. 頭部の脂漏性皮膚炎

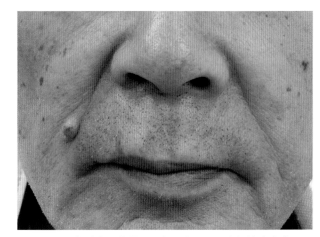

図 3. 鼻唇溝に特徴的な紅斑を認める脂漏性皮膚炎

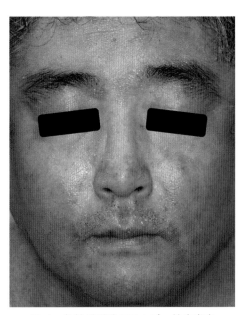

図 4. 急性増悪時のアトピー性皮膚炎

の確認を鏡検にて行う.

5. 治　療

　スキンケアおよび外用療法が主となる．炎症を伴っている急性期には短期間ステロイド外用を行い，炎症を軽減させてから抗真菌薬のケトコナゾール外用へ切り替える．鱗屑しかない場合はケトコナゾール外用で十分である．乳児とは異なり成人の場合，悪化要因としてストレス，過労，睡眠不足，食生活の偏りなどが言われており，暴飲暴食，刺激物などを避け，ビタミン B 群の摂取を心がけるよう指導する.

アトピー性皮膚炎

　アトピー性皮膚炎においてもほぼ必発で顔面と，多くの場合，頭部にも湿疹性病変がみられる.

1. 臨床および経過

　乳幼児期は既に前述したとおり，顔面・頭から始まり，体幹，四肢に下降する一方で，幼小児期は頸部，四肢関節部の病変が主となる．さらに成人期になると顔，頸部，胸・背部などの上半身に皮疹が強い傾向がみられる.

　特に成人期のアトピー性皮膚炎は顔面にびまん性の湿疹性紅斑がみられることが多い（図 4）．慢性の湿疹性変化に伴って，増悪時には急性炎症が加わり，急性と慢性病変の混在がしばしばみられる．また，顔面にのみ湿疹が限局することは少な

く，本症を疑った場合，全身の皮疹を確認する．慢性化した症例においては丘疹，苔癬化，色素沈着，脱色素斑などが混在することもある．眉毛の外側 1/3 が薄くなる Hertoghe 徴候や，下眼瞼に特徴的な Dennie-Morgan fold と呼ばれる下眼瞼の皺や，頸部のさざ波様色素沈着も特徴的な所見である.

　頭部には湿疹性の鱗屑や紅斑，掻き壊しによるびらんなどがみられるが，本症に特異的な所見はない．頭部の炎症が遷延し，他の部位と病勢が一

致しない場合は，他の皮膚炎の併発を念頭に診察を行う．

2．診断および検査

ガイドライン[6]を参考に，増悪・寛解を繰り返す，瘙痒を伴う湿疹と，家族歴，既往歴またはIgE抗体を産生しやすいアトピー素因などから診断する．検査は個人差があるものの，末梢血好酸球数，血清総 IgE 値，LDH，TARC 値などが診断および病勢の目安となる．鑑別疾患には接触皮膚炎，脂漏性皮膚炎，皮膚リンパ腫，乾癬，膠原病，Netherton 症候群などがあるため，必要に応じ採血，生検なども検討する．

3．治　療

悪化因子の除去，スキンケア，外用療法，薬物療法が主となる．

a）スキンケア・外用療法

スキンケアは保湿剤の使用が基本となり，乾燥およびバリア機能の低下を補完し，炎症を予防する．シャワー，入浴直後に水分が蒸発する前に，保湿外用を行うことが推奨されている．

炎症に対する外用療法はステロイド外用薬，タクロリムス軟膏，外用 JAK 阻害薬がある．特にアトピー性皮膚炎の場合，長期に及ぶ外用療法が必要となるため，顔は可能な限りステロイドをミディアムクラスまでに抑え，漫然と使用しないように指導する．急性期には集中して数日〜7日くらいまでのステロイド外用を行い，その後はタクロリム軟膏を連日もしくは週に数回外用するプロアクティブ療法を行うことで再燃を予防する．

一方で，タクロリムス軟膏の刺激が問題となる症例が一定数みられ，治療に難渋することがある．その場合，① 保湿剤を直前に外用，② 外用時，保湿剤と混ぜて外用，③ 小児用タクロリムス軟膏への変更などの工夫を行う．それでも刺激を克服できないことがあり，新たな外用薬の開発が望まれていた．最近，外用 JAK 阻害薬が承認されたことで急性期およびプロアクティブ療法の選択肢が増え，今後の治療に期待を寄せている．

顔に対する治療の選択の幅が拡大している一方で，頭部の治療は選択肢が限られている現状がある．ローションタイプのステロイド外用にて急性期の炎症を抑えた後，プロアクティブ療法としてタクロリムス軟膏，今後は抗 JAK 阻害薬の使用が推奨されるが，いずれも軟膏基剤のため使用感の悪さが課題となる．今後，頭部にも使用しやすい基剤の外用薬開発が待たれる．

b）薬物療法

抗ヒスタミン薬やシクロスポリン内服と，デュピルマブの注射が基本となる．抗ヒスタミン薬は非鎮静性から開始し，効果が乏しければ倍量に増量するか他剤へ変更もしくは併用を検討する．コントロールが不良な患者にはシクロスポリンやデュピルマブの投与を検討する．

シクロスポリンは既存の治療に抵抗性を示す最重症の患者が適応で，顔面・頭部の強い炎症や瘙痒にも効果がみられる．通常，2〜3 mg/kg/日の量で使用するが，長期使用で腎機能障害のリスクが高まるため，使用開始後 3 か月以内に休薬することが望ましい[6]．筆者も患者の状態に応じ，数週間〜8 週間内服後，1〜2 週間中止という間欠療法を行っている．

デュピルマブは IL-4/13 によるシグナル伝達を阻害し Th2 型炎症反応を抑える，ヒト型抗ヒト IL-4/13 受容体モノクローナル抗体である．既存の治療に抵抗性で，中等症以上，EASI(eczema area and severity index)16％≦(もしくは頭頸部のみ≧2.4)，BSA(body surface area)10％≦に適応がある．初回に 600 mg，2 回目以降は 300 mg を 2 週に 1 回皮下投与する[7]．投与直後から瘙痒や炎症の改善がみられ，また治療継続により肌質も改善していく．本剤投与時には保湿やステロイド外用薬の併用を原則とする．副作用として結膜炎などがみられるが，治療を中止するような重大な副作用は生じていない．

デュピルマブが瘙痒や炎症に奏効するなか，一部の患者において治療開始後，顔面および頭部の治療に難渋する症例がみられる．治療継続にて躯幹・四肢に遅れて顔面も軽快してくるため，治療

継続が大切である．症例に応じ，ステロイドやタクロリムス外用薬，外用 JAK 阻害薬などを併用し，よりよいコントロールを目指したいところであるが，外用 JAK 阻害薬とデュピルマブ併用のデータはなく，今後，症例の蓄積を待ちたい．

接触皮膚炎

　接触皮膚炎は，刺激物質や抗原が皮膚に接触することで生じる皮膚炎の総称である．臨床的に限局した，人工的な形状の紅斑をみたら本症を疑うが，症状は極めて多彩であるため，診断が困難となることもある．

1．機序別分類

　接触皮膚炎は機序によって，① 刺激性接触皮膚炎，② アレルギー性接触皮膚炎，③ 光接触皮膚炎，④ 接触皮膚炎症候群・全身性接触皮膚炎に分類される[8]．いずれも瘙痒性の紅斑，丘疹，小水疱を呈することが多く，滲出液を伴うこともしばしばある．眼瞼などは紅斑，浮腫が著明になりやすい．一方で慢性化した場合は，苔癬化を伴う鱗屑や痂皮，亀裂などが生じる．

a）刺激性接触皮膚炎

　物質が有する特性により角層や表皮細胞が破壊されることで生じ，初回の接触においても炎症が惹起される．原因として石鹸の界面活性剤などがあり，通常は接触した部位に一致して症状がみられる．

b）アレルギー性接触皮膚炎

　感作前は反応しないが，抗原に感作されて初めて反応が生じ，感作成立後は原因物質に微量でも接すると炎症が惹起される．顔，頭にもよくみられ（図5），原因として日用品，化粧品，植物，食物，金属，医薬品，職業性などがある．通常，湿疹性反応が主体だが，痒疹型，苔癬型，色素沈着型などもある．

　また，直接触れて生じる反応のほかに空気伝搬性があり，特に顔の場合，把握しておくべきものにスギ花粉皮膚炎がある[9]．基礎にアトピー性皮膚炎があり，花粉が増悪因子として生じるか，ア

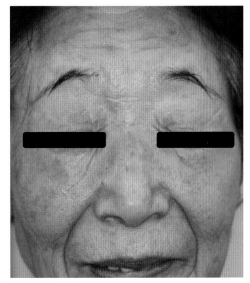

図 5．化粧品による顔面の接触皮膚炎

トピー性皮膚炎がなくても生じ，花粉の時期に一致して顔，眼囲などに蕁麻疹様の浮腫性紅斑を生じるのが特徴的である．スギのみならず，他の花粉により生じることもあり，季節性がある際には花粉アレルギーを念頭に診断・治療を進める．

c）光接触皮膚炎

　光接触皮膚炎は皮膚に直接付着した物質が紫外線の作用により感作物質に変化し，日光曝露したときにのみ接触部位に皮膚炎が生じる．光毒性接触皮膚炎と光アレルギー性接触皮膚炎とに分けられるが，最近では光接触皮膚炎のほとんどが後者だといわれている．ケトプロフェン湿布剤や，顔面だと日焼け止めに含まれている紫外線吸収剤による反応などがあり，注意を要する．

d）接触皮膚炎症候群・全身性接触皮膚炎

　接触皮膚炎は，ときに接触部位を越えて全身性に皮疹が生じる場合もある．アレルゲンの吸収経路によって接触皮膚炎症候群と全身性接触皮膚炎症候群に分けられる．前者はアレルゲンが経皮的に吸収されて発症し，後者はアレルゲンが非経皮的に吸収されて生じる．限局した部位のみならず広範囲に紅斑がみられる場合はこれらを考え，染毛剤，外用薬，植物，金属アレルギーなどを念頭に精査を行う．

2．部位別接触源

　日本皮膚科学会接触皮膚炎ガイドラインから抜

表 1. かおやあたまの主な接触源（文献 8 より抜粋）

部 位	主な接触源	概 説
被髪頭部	ヘアダイ, 洗髪剤（シャンプー, リンス）, 育毛剤, ヘアピン	ヘアダイ（主な原因物質はパラフェニレンジアミン）では接触皮膚炎候群を惹起することがある.
顔 面	化粧品, 外用薬, ヘアダイ, 空気伝搬性アレルゲン, 花粉, サンスクリーン剤, めがね, 石けん, ゴーグル	空気伝搬性アレルゲンとしてはスギ花粉に注意が必要.
眼周囲	点眼薬, 眼軟膏, 手に付着したマニュアなどの物質, 頭部・顔面に付着した物質, 化粧品, 睫毛エクステンション, ビューラー	原因物質としては, 点眼薬中の塩化ベンザルコニウム, チメロサール, 眼軟膏中の硫酸フラジオマイシンが多い. アトピー素因がある場合, 摩擦皮膚炎も考慮する.
口 唇	化粧品（特に口紅, リップクリーム）, 食物	
口周囲	食物, 煙草（鼻周囲にかけて）	食物による接触蕁麻疹の場合, 原因食物を摂取した後, 数秒から数分以内に口唇および口周囲に刺激感, 灼熱感, 痒みが起こる. 口腔内に同様の症状が生じる場合もある.
耳	ピアス, 頭部, 毛髪に使用したもの, 補聴器	ピアスによってニッケルをはじめとする金属アレルギーを生じることがある. したがって, 耳介の皮膚炎をみた場合は, それだけでニッケルアレルギーの可能性を示唆する.
頸 部	ネックレス, ペンダント, 聴診器, 空気伝搬性アレルゲン, 洗髪剤（シャンプー, リンス）, 襟巻き	粉塵では襟の下に固着してより激しい炎症を生じる. 洗髪剤（シャンプー, リンス）によるものでは頭皮よりむしろ頸部, 前胸部に湿疹病変が強く出ることもある.

粋した部位別の主な接触源を表 1 に示す[8]. 顔面全体の場合, 直接触れる反応と空気伝搬性を考え, ヘアケア・スキンケア関連, 植物, 線香, 外用薬, スギ花粉などを考える. 眼周囲の場合はネオメドロール® EE 軟膏などの外用薬（点眼薬, 眼軟膏）, 化粧品関連, 消毒薬, コンタクトレンズ関連製品, スギ花粉などを念頭に置く. 口唇や口周囲は口紅などの化粧品, 食物, 外用薬, 歯磨, マスク, 煙草などが原因になり得る. 最近では新型コロナウイルスの流行に伴いマスクによる接触皮膚炎が増加しており, 注意を要する.

頭部では染毛剤, シャンプーを含めたヘアケア製品, 帽子, 外用薬（抗真菌外用薬など）などが原因となり得る. 最も多いのは染毛剤による反応で, 時折全身性に拡大することがある. 特に頭部では前述した脂漏性皮膚炎との鑑別が難しいこともあり, 臨床や経過などから診断していく.

3. 検 査

パッチテストが基本となる. 判定は 48 時間, 72 時間（もしくは 96 時間）, 1 週間後に行う. 原因となりやすい物質が含まれたジャパニーズスタンダードシリーズと, 個々の症例に応じて as is や金属で検査を行う. いずれも疑陽性, 偽陰性のことがあるため, その場合は被疑物質を連日前腕に外用する repeated open application test を行うとよい.

4. 治 療

原因除去のうえ, 限局性であればステロイド外用療法を行う. 慢性化しやすい他の皮膚炎群とは異なり, 急性期の炎症が強く, 水疱形成などがみられる場合は少しステロイドのランクを上げ, 滲出液の量によっては亜鉛華軟膏重層塗布を併用する. また, 症状や範囲の度合いに応じて, 抗ヒスタミン薬やステロイド内服薬も追加する.

職業上, 配置転換などの原因除去が困難で, 症状が遷延し比較的重症な場合は, ステロイドや免疫抑制剤の長期内服なども検討するが, 副作用に留意し, 慎重に治療選択すべきである.

さいごに

顔や頭の湿疹・皮膚炎は日常診療で頻繁に遭遇する疾患であるが, 時折, 指導や精査が行われないまま, 治療のみで再燃を繰り返している患者も見受けられる. さらに, ステロイド外用の指導が適切になされず, 患者自身の判断で治療が行われ, 結果ステロイド皮膚炎に発展している例も少なからずある.

顔や頭の湿疹・皮膚炎をみた際, 前述した疾患の特徴を念頭に, 速やかに診断, 原因特定を行い, 適切な指導および治療を行うことが皮膚科医の重要な役割と考える. 今後, 顔や頭の湿疹・皮膚炎

に対し，より安心・安全で効果的な治療の開発も
期待したい．

文　献

1) 高山有由美，川上理子：【小児皮膚診療 パーフェクトガイド】新生児期の生理的変化・乳児湿疹. *MB Derma*, **164**：1-6, 2010.
2) Horimukai K：Application of moisturizer to neonate prevents development of atopic dermatitis. *J Allergy Clin Immunol*, **134**：824-830, 2014.
3) 竹井真理ほか：乳児湿疹から考える食物アレルギー発症予防の可能性. 日小ア誌, **32**：22-26, 2018.
4) 杉田　隆, 張　音実：マラセチアと脂漏性皮膚炎・アトピー性皮膚炎. 皮膚アレルギーフロンティア, **14**：19-22, 2016.
5) 清　佳浩：マラセチア毛包炎・癜風・脂漏性皮膚炎. 皮膚臨床, **59**：361-336, 2017.
6) 日本皮膚科学会 日本アレルギー学会 アトピー性皮膚炎診療ガイドライン作成委員会：アトピー性皮膚炎診療ガイドライン 2018. 日皮会誌, **128**：2431-2502, 2018.
7) サノフィ株式会社：デュピクセント添付文書.
8) 日本皮膚科学会接触皮膚炎診療ガイドライン委員会：接触皮膚炎診療ガイドライン 2020. 日皮会誌, **130**：523-567, 2020.
9) 横関博雄：【日常皮膚診療に役立つアレルギー百科】スギ花粉症と皮膚炎(スギ花粉抗原による空気伝搬性接触皮膚炎). *MB Derma*, **229**：149-155, 2015.

MB Derma，303：8-14，2020.

◆特集／かおとあたまの皮膚病診療
座瘡様の皮疹を呈する疾患

寺木祐一*

Key words：痤瘡(acne)，酒皶様皮膚炎(rosacea-like dermatitis)，好酸球性膿疱性毛包炎(eosinophilic pustular folliculitis)，顔面播種状粟粒性狼瘡(lupus miliaris disseminated faciei)，結節性硬化症(tuberous sclerosis)，汗管腫(syringoma)

Abstract 顔面に痤瘡様を呈する皮疹は少なくない．痤瘡様にみえる代表的な疾患としては，酒皶様皮膚炎，好酸球性膿疱性毛包炎，顔面播種状粟粒性狼瘡，結節性硬化症の血管線維腫，汗管腫などが挙げられる．ときに，このような疾患との鑑別がよくなされてないまま，治療されているケースをよくみかける．それを避けるためには，各疾患の概念をよく知り，治療にあたる必要がある．
　本稿では顔面に痤瘡様を呈する上記疾患について，臨床的特徴，病態，診断のポイント，および治療の要点などを中心に述べる．

はじめに

　皮膚科医なら痤瘡の診断は容易であろう．しかしながら，痤瘡様の皮疹を呈する疾患は少なくなく，そのような例では痤瘡とみなされ，あるいは典型的な痤瘡とは少し異なるような気もするが，とりあえず痤瘡に準じた治療が行われていると思われる例をしばしば経験する．

　顔で痤瘡様の皮疹を呈する疾患としては，酒皶様皮膚炎，好酸球性膿疱性毛包炎，顔面播種状粟粒性狼瘡，稗粒腫，汗管腫，結節性硬化症，および分子標的薬による痤瘡様皮疹などを挙げることができる(表1)．本稿ではそれらの疾患についての臨床的特徴，診断のポイント，および治療の要点などを中心に述べる．

酒皶様皮膚炎(rosacea-like dermatitis)

1．酒皶様皮膚炎とは

　酒皶様皮膚炎は顔面の潮紅，毛細血管拡張，丘疹，小膿疱などからなる病変で，臨床的に酒皶に

* Yuichi TERAKI，〒350-8550 川越市鴨田1981
埼玉医科大学総合医療センター皮膚科，准教授

表 1. 痤瘡様の皮疹を呈する疾患

・酒皶/酒皶様皮膚炎
・好酸球性膿疱性毛包炎
・顔面播種状粟粒性狼瘡
・尋常性毛瘡
・結節性硬化症
・稗粒腫
・汗管腫
・マラセチア毛包炎
・ステロイド痤瘡
・痤瘡型薬疹

類似した疾患である．実際，酒皶様皮膚炎を酒皶と臨床的に鑑別することは難しい．両者の違いは，酒皶様皮膚炎は医原性に生じる点である[1]．すなわち酒皶様皮膚炎は，主に副腎皮質ステロイド外用の長期連用により生ずる症例がほとんどであり，そのためステロイド皮膚炎(steroid-induced dermatitis)，ステロイド酒皶(steroid rosacea)と呼ばれることもある．また，近年ステロイドだけではなく，アトピー性皮膚炎の治療薬であるタクロリムス軟膏の長期外用によっても同様の症状が現れることがわかってきた[2)3)]．我々の

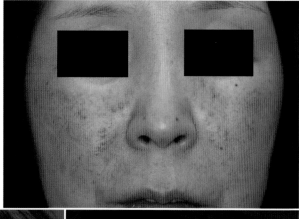

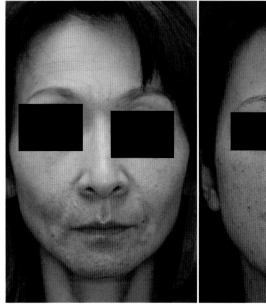

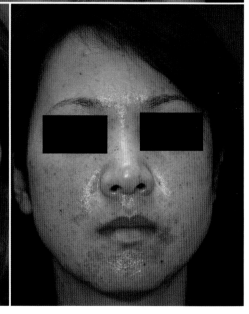

図 1.
酒皶様皮膚炎の臨床像
　a：70 歳, 女性. ロコイド® 軟膏 1 年間外用
　b：51 歳, 女性. ロコイド® 軟膏 4 か月間外用
　c：42 歳, 女性. タクロリムス 6 か月間外用

施設で経験した酒皶様皮膚炎の症例を調べたところ, 約 1/2 はステロイドにより, 約 1/3 はタクロリムス軟膏により誘発された症例であった[3].

2．酒皶様皮膚炎の臨床的特徴

　本症は中年の女性に好発するとされてきたが, 最近では 60〜70 歳代の患者も少なくない. 臨床的には顔面, とりわけ口囲, 鼻唇溝, 眉間, 頬部に紅斑, 潮紅, 毛細血管拡張, 丘疹, 小膿疱などがみられる(図1). 自覚症状として, しばしばほてり感や刺激感を訴えるが, 痒みを訴えることは少ない. ステロイドとプロトピック® により誘発された酒皶様皮膚炎では, 性別・年齢に差はなく, 皮疹に関しても大きな差はない. ステロイドにしてもプロトピック® にしても, おおよそ 3〜4 か月間連用すると, 酒皶様皮膚炎に進展してくる症例

が多い[3](図2). 鑑別すべき疾患として痤瘡, 脂漏性皮膚炎, 接触皮膚炎, エリテマトーデスなどがある.

　我々の施設を受診する酒皶様皮膚炎の患者の典型例をみると, 最初に脂漏性皮膚炎, 接触皮膚炎, あるいは酒皶などと診断されステロイドやプロトピック® 外用を数か月連用している間に, 徐々に潮紅や丘疹・小膿疱など痤瘡様の皮疹を呈してくる. そこに, 痤瘡の治療が施されるとともにステロイドやプロトピック® 外用が中止されるため, リバウンド現象が起こり, 皮疹が急速に悪化し, 慌てて患者を紹介してくるようなケースが多い.

　酒皶様皮膚炎をきたす患者の多くは, もともと酒皶素因, あるいは最初から軽い酒皶であったものが多い. そのため, 最初に顔の皮疹で来院した

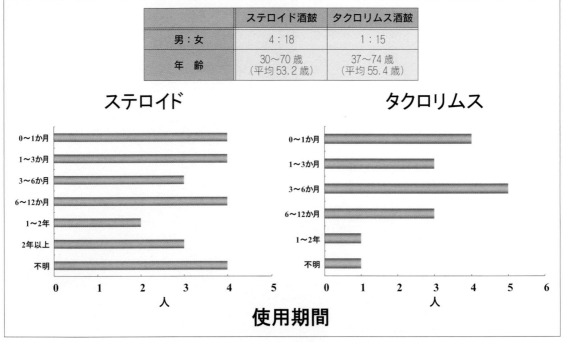

	ステロイド酒皶	タクロリムス酒皶
男：女	4：18	1：15
年齢	30〜70 歳 （平均 53.2 歳）	37〜74 歳 （平均 55.4 歳）

ステロイド

タクロリムス

使用期間

図 2. ステロイドとタクロリムスによる酒皶様皮膚炎患者の比較（文献 3 より）

とき，その患者に軽い酒皶（赤ら顔）が存在するか，よく観察する必要がある．それは中高年の女性に多いが，そのような患者ではステロイドやプロトピック®の使用が長期にわたらないよう，注意して使用することが大事である．

3．治療

本邦で酒皶様皮膚炎の患者が一向に減らない大きな理由の 1 つは，酒皶に対して保険適用の外用薬がないことである[4]．そのため酒皶（様）と薄々気づいても，処方する外用薬がなく，ついステロイドやプロトピック®の外用が長期化してしまいがちである．我々は院内製剤として，1％メトロニダゾール外用薬を作成し，治療に用いている．1 日 2 回の外用を数か月継続すれば，ほぼ皮疹は治まる（図 3）．また，医薬部外品であるが，20％アゼライン配合の DRX® AZA クリア® の外用も有効である．また，丘疹や小膿疱が目立つ症例では，ミノサイクリンなどのテトラサイクリンの内服を 2〜4 週間併用する．

なお，タクロリムス外用薬はしばしば酒皶様皮膚炎の治療薬としても報告されているが，我々の施設でのタクロリムス酒皶の半数は，先行するステロイド酒皶に対して外用している間に酒皶を悪化させており，やはり短期の使用に留めるべきであろう．

好酸球性膿疱性毛包炎
（eosinophilic pustular folliculitis；EPF）

1．本症の概念と分類

EPF は，臨床的に顔面を中心に，毛包一致性の瘙痒を伴う丘疹，小膿疱が環状ないしは局面状にみられ，病理組織学的に毛包脂腺に好酸球を主体とする細胞浸潤を特徴とする疾患である．EPF は本邦の太藤らにより 1970 年に提唱された疾患であるが[5]，その後，1986 年に米国からヒト免疫不全ウイルス（HIV）感染に関連した EPF 類似の病変 HIV-associated eosinophilic folliculitis（HIV-EF）が報告され[6]，EPF は海外でも広く認知されるようになった．さらに，本症は血液系悪性腫瘍や骨髄移植後などの患者にみられることも報告され[7]，そのような症例は HIV 感染患者と併せ免疫抑制関連型 EPF と呼ばれている．また，乳幼児の頭皮などに毛包一致性の好酸球性膿疱を呈する症例を，小児型 EPF として提唱されている（必ずし

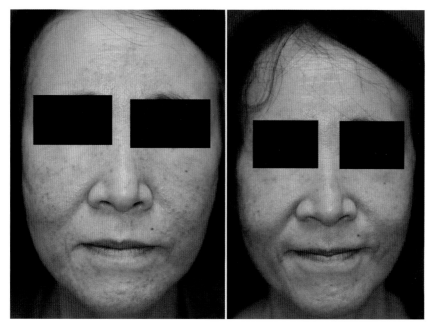

図 3.
1%メトロニダゾール外用により，約1か月で改善

表 2. 好酸球性膿疱性毛包炎の病型と特徴

病　型	臨床像	好発部位	年　齢	人　種	性　別	痒　み	経　過
古典型 （太藤病）	環状局面辺縁に 丘疹・膿疱	顔面＞体幹	30～50 歳	東洋人	なし	±	数年にわたり 再発
免疫抑制関連型 HIV	紅色丘疹	顔面＝体幹	成人		同性愛	＋	慢性に経過
血液疾患	紅色丘疹	顔面＝体幹	成人～高齢者		なし	＋	良好
小児型	丘疹・膿疱	頭皮	乳幼児	白人	男	＋	自然軽快

もコンセンサスは得られていないように思われる
が）．現在では，EPF は太藤らの記載した古典型，
免疫抑制関連型および小児型の 3 型に分類されて
いる（表 2）[8]．

2．EPF の臨床的特徴

　古典型 EPF は，以前は 30～40 歳の男性に好発
するとされていたが，最近では女性の患者も増
え，男女比はほぼ同数となっている[9]．年齢層も
30～50 歳代と上昇傾向を認め，平均年齢は 45.3
歳である[9]．

　臨床像は，古典型 EPF では毛包一致性の丘疹・
小膿疱が集簇し，遠心性に拡大し，紅斑辺縁に小
膿疱が環状に並ぶのを特徴とする（図 4）．軽度の
瘙痒を伴うことが多い．好発部位は顔面で，次い
で体幹，四肢の順であり，また 1 割程度の患者で

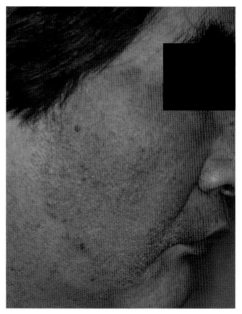

図 4. 古典型 EPF の臨床像
遠心性に拡大した紅斑辺縁に小膿疱が環状に並ぶ.

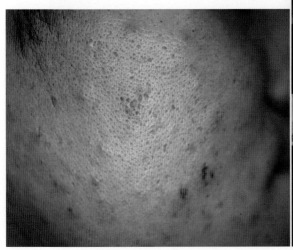
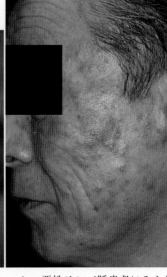

a．AIDS 患者にみられた EPF　　　b．悪性リンパ腫患者にみられた EPF

図 5. 免疫不全型 EPF の臨床像

表 3. 本邦の血液疾患に合併した
EPF の 23 症例

	BMT（＋）14 例	BMT（－）9 例
年　齢	12〜58 歳（33 歳）	42〜83 歳（61 歳）
男：女	10：4	9：0
血液疾患	白血病：8 悪性リンパ腫：3 再生不良性貧血：2 骨髄腫：1	悪性リンパ腫：7 MDS：1 多血症：1
発症時期	BMT：10〜120 日後 （平均 56 日）	血液疾患診断前：4 　　　　診断後：5

BMT : bone marrow transplantation

は毛包のない掌蹠にも皮疹を生じる．一方，免疫抑制関連型 EPF でみられる皮疹は，古典型とやや異なり，孤立性に毛包一致性の紅色丘疹，小膿疱が多発する（図 5）．古典型に比べて瘙痒が強く，皮疹は顔面だけでなく体幹に出現することも多い．血液系疾患の患者にみられる免疫不全型 EPF は，骨髄移植の有無で分けることもできる．骨髄移植例では，白血病の患者が多く，移植後 2 か月前後に出現する．一方，骨髄移植と関係ない例は中高年に多く，ほとんどは悪性リンパ腫に伴う（表 3）[10]．

このように，EPF はデルマドロームとしての側面もあり，顔面などに瘙痒のあるニキビ様の紅色丘疹をみたときは，免疫不全型 EPF も鑑別する必要がある．

3．診断と治療

EPF の確定診断には生検による病理組織検査が必要であり，組織学的に毛包脂腺を中心に多数の好酸球を混じる炎症性細胞浸潤を確認する．治療はインドメタシンの内服が奏効し，EPF 治療の第一選択となっている[11]（現在，インドメタシンは生産が終了されており，ランツジール® などを代用する）．また，インドメタシンを内服させて効果をみることは診断の 1 つの手がかりとなり得る．インドメタシン内服抵抗例ではシクロスポリン内服も有効である[12]．胃痛などでインドメタシンの内服が難しい場合は，インドメタシンの外用を試してみる．インドメタシンの内服で十分でない例では，タクロリムス軟膏の併用も有効である[12]．

顔面播種状粟粒性狼瘡
（lupus miliaris disseminated faciei；LMDF）

LMDF は顔面，特に下眼瞼，頬部，口囲に対称性に紅黄色〜紅褐色調の丘疹を認める（図 6-a）．

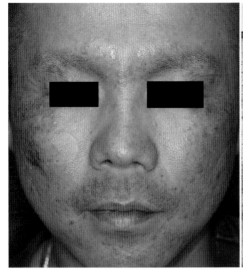

a．臨床像　　　　　　　　　　　　　　　b．病理組織像

図 6．顔面播種性粟粒性狼瘡

その典型的な病理組織像は，真皮内に乾酪壊死と周囲の肉芽腫像がみられるが（図6-b），乾酪壊死のない類上皮肉芽腫の像が主体の例もある．本症は結核とは関係なく，肉芽腫性酒皶（granulomatous rosacea）の亜型と見なされている[13]．

治療はミノサイクリンなどのテトラサイクリンが第一選択であるが，抵抗性であれば，ダプソン，ステロイド，免疫抑制薬なども用いられる．

結節性硬化症（tuberous sclerosis）

結節性硬化症にみられる顔面の血管線維腫は4～5歳で出現し，10歳代に目立ってくる．鼻唇溝～頬部に淡紅色の丘疹を呈する例では（図7），しばしば痤瘡と誤診されることもある．結節性硬化症は *TSC1*，*TSC2* の遺伝子異常により，それぞれの遺伝子産物である hamartin と tuberin の複合体が mammalian target of rapamycin complex 1（mTORC1）を正常に制御できないことが原因とされている[14]．近年，mTORC1 の阻害薬であるシロリムス外用薬（ラパリムス® ゲル 0.2%）が血管線維腫の治療薬として使用できるようになった．とりわけ小児期の病変には有効である[15]．

汗管腫（syringoma）

扁平隆起性黄褐色調小丘疹で，下眼瞼に散在す

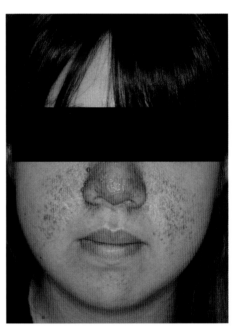

図 7．結節性硬化症患者にみられる
顔の血管線維腫

ることが多い．思春期以降に著明となり，女子に多い．とりわけ，顔面に広範囲に多発すると痤瘡と間違われることもある（図8）．

文　献

1) Rezaković S, Bukvić Mokos Z, Patar Z：Drug-induced Rosacea-like dermatitis. *Acta Dermato-*

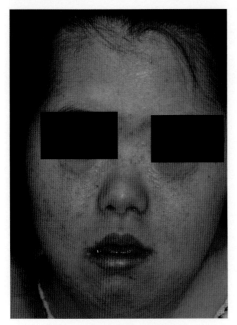

図 8. 顔に多発する汗管腫

venerol Croat, **24** : 49-54, 2016.

2) Fujiwara S, Okubo Y, Irisawa R, et al : Rosacei-form Dermatitis Associated with Topical Tacrolimus Treatment. *J Am Acad Dermatol*, **62** : 1050-1052, 2010.

3) Teraki, Y, Hitomi K, Sato Y, et al : Tacrolimus-induced Rosacea-Like Dermatitis : A Clinical Analysis of 16 Cases Associated with Tacrolimus Ointment Application. *Dermatology*, **224** : 309-314, 2012.

4) Two AM, Wu W, Gallo RL, et al : Rosacea : part Ⅱ. Topical and systemic therapies in the treatment of rosacea. *J Am Acad Dermatol*, **72** : 761-770, 2015.

5) Ofuji S, Ogino A, Horio T, et al : Eosinophilic pustular folliculitis. *Acta Derm Venereol*, **50** : 195-203, 1970.

6) Soeprono FF, Schinella RA : Eosinophilic Pustular Folliculitis in Patients with Acquired Immunodeficiency Syndrome. Report of Three Cases. *J Am Acad Dermatol*, **14** : 1020-1022, 1986.

7) Fraser SJ, Benton EC, Roddie PH, et al : Eosinophilic folliculitis : an important differential diagnosis after allogeneic bone-marrow transplant. *Clin Exp Dermatol*, **34** : 369-371, 2009.

8) Nervi SJ, Schwartz RA, Dmochowski M : Eosinophilic pustular folliculitis : a 40 year retrospect. *J Am Acad Dermatol*, **55** : 285-289, 2006.

9) Yamamoto Y, Nomura T, Kabashima K, et al Clinical epidemiology of eosinophilic pustular folliculitis : results from a nationwide survey in Japan. *Dermatology*, **230** : 87-92, 2015.

10) Nomura T, Katoh M, Yamamoto Y, et al : Eosinophilic pustular folliculitis : a proposal of diagnostic and therapeutic algorithms. *J Dermatol*, **43** : 1301-1306, 2016.

11) Takamura S, Teraki Y : Eosinophilic pustular folliculitis associated with hematological disorders : A report of two cases and review of Japanese literature. *J Dermatol*, **43** : 432-435, 2016.

12) Fukamachi S, Kabashima K, Sugita K, et al : Therapeutic effectiveness of various treatments for eosinophilic pustular folliculitis. *Acta Derm Venereol*, **89** : 155-159, 2009.

13) Rocas D, Kanitakis J : Lupus miliaris disseminatus faciei : report of a new case and brief literature review. *Dermatol Online J*, **19** : 4, 2013.

14) 金田眞理 : 結節性硬化症. 小児科診療, **131** : 1559-1564, 2015.

15) Wataya-Kaneda M, Ohno Y, Fujita Y, et al : Sirolimus Gel Treatment vs Placebo for Facial Angiofibromas in Patients with Tuberous Sclerosis Complex : A Randomized Clinical Trial. *JAMA Dermatol*, **154** : 781-788, 2018.

MB Derma, **303**：15-20, 2020.

◆特集／かおとあたまの皮膚病診療

日光に関係のある皮膚疾患—光線過敏症を中心に—

森脇真一*

Key words：可視光線(visible light)，光線過敏症(photosensitivity)，紫外線(ultraviolet)，露光部皮膚(sun-exposed skin)

Abstract 「顔面，項部，手背など皮疹の限局性の分布」および「外出後に皮疹が出現したという時間的経過」が確認できれば光線過敏症を含む光線関連皮膚疾患を疑い，速やかに確定診断に向けての各種検査(光線照射試験など)を実施する．光線過敏症には，頻度は高いが比較的軽症で自然軽快が期待できる多形日光疹から，色素性乾皮症や骨髄性プロトポルフィリン症など合併症が予後に影響する重症疾患まで様々である．光線過敏症の正しい診断，適切な生活指導，早期の治療の開始は，外因性光線過敏症患者では完治へ導き，内因性あるいは遺伝性光線過敏症患者では合併症の予防やQOL低下を防ぐことにもつながる．光線過敏症ではない光線関連皮膚疾患に対しても，確定診断や病態の評価ができれば早期治療を可能にし再発防止にもつながる．

日光に関係のある皮膚疾患の分類

光線(紫外線(ultraviolet；UV)，可視光線)の作用より，健常人では生じないはずの異常が皮膚に出現する疾患群を光線過敏症と総称する．光線過敏症には外因性，内因性，遺伝性，代謝異常，EBウイルス(EBV)関連など様々な原因で発症し，それぞれ種々の疾患が含まれる(表1)[1]．日常診療において「外出した後に顔面など露出部皮膚に日焼けのような変化が生じた」，「最近日焼けをしやすくなった」，「顔面など露光部皮膚にそばかすのような小色素斑が増えてきた」などの主訴で来院した患者を経験した場合には，年齢にかかわらず光線関連の皮膚疾患を念頭に置き，正しい診断のための各種検査(光線照射試験など)[2]の実施を検討する必要がある．

日光皮膚炎，遅延型黒化，光老化の進行，露光部皮膚がんの発生などの表現型はスキンタイプ，生活習慣，遺伝的背景による個体差はあるもの

の，だれにでも起こる変化であり，厳密には光線過敏症ではない．またアトピー性皮膚炎や酒皶では，太陽光線中に含まれる赤外線や可視光線の影響で，日中の外出後に患者顔面の皮膚症状が一見増悪するようにみえることがある．膠原病ではUV曝露により皮膚症状を含む全身症状が悪化しやすい．また，UVによる免疫抑制作用により顔面の単純性疱疹が誘発される場合もある．

光線過敏症患者にみられる皮膚所見[3]

外出後に顔面(額部，頬部，鼻部，下口唇)，項部，手背，上胸部(いわゆるV領域)など露光部に限局して皮疹や痒み，痛みなどの皮膚症状が生じる．軽装で外出する夏前後では上肢外側，下肢伸側にも皮疹が好発する．その一方で非露光部(臀部，腹部など)には皮膚症状はみられない．皮疹は紅斑，丘疹，水疱，乾燥，色素斑，びらん・潰瘍，瘢痕，苔癬化など多彩であるが，光線過敏症のなかで疾患特異性(種痘様水疱症では中央が陥凹し瘢痕を残す小水疱，色素性乾皮症では小色素斑，皮膚ポルフィリン症では小陥凹)がある場合もある．

* Shinichi MORIWAKI，〒569-8686 高槻市大学
 町2-7 大阪医科大学皮膚科学教室，教授

表 1. 光線関連皮膚疾患の分類（文献 1 より引用改訂）

＜光線（紫外線）の曝露によりだれにでも生じ得る変化（個人差あり）＞
- 日光皮膚炎（サンバーン），即時黒化，遅延型黒化（サンタン）
- 光老化（シワ，シミ，日光黒子）
- 露光部皮膚腫瘍（脂漏性角化症，日光角化症，基底細胞癌，有棘細胞癌など）の発生

＜光線過敏症＞
- 外因性（exogenous or drug/chemical-induced photodermatoses）
  - 光接触皮膚炎（光毒性，光アレルギー性）
  - 薬剤性光線過敏症（光毒性，光アレルギー性）
- 内因性（primary（idiopathic）or autoimmune photodermatoses）
  - 日光蕁麻疹，多形日光疹，慢性光線性皮膚炎，日光性痒疹，夏季痤瘡，リコール現象，日光性紫斑
- 遺伝性（genetic photodermatoses）
  - DNA 修復異常：色素性乾皮症，コケイン症候群，硫黄欠乏性毛髪発育異常症など
  - DNA 修復能正常：骨髄性プロトポルフィリン症，異型ポルフィリン症，その他の先天性ポルフィリン症，ブルーム症候群，ロスムンド・トムソン症候群など
- 代謝異常（metabolic photodermatoses）
  - 晩発性皮膚ポルフィリン症，ペラグラ
- EBV 関連（EB virus infection-related photodermatosis）
  - 種痘様水疱症

＜その他（他疾患の誘発・増悪）（photo-exacerbated or photo-aggravated dermatoses）＞
- 乾癬，扁平苔癬，SLE（DLE），皮膚筋炎，シェーグレン症候群，ダリエ病，アトピー性皮膚炎，酒皶，肝斑，天疱瘡，単純性疱疹など

様々な光線過敏症

1．日光皮膚炎（sunburn）

日光（UVB）による皮膚の生理的反応の強い変化であり，過度の日光曝露後の急性炎症（いわゆる"日焼け"）である．サンスクリーン剤を適切に使用すれば予防可能である．スキンタイプにより症状には個人差がある（タイプ I ＞ II ＞ III の順に起こりやすい）が，海水浴，マリンスポーツの後などでだれにでも生じ得るため厳密には光線過敏症ではない．

2．光接触皮膚炎（photocontact dermatitis）

外因物質が皮膚に接触した後に UVA の曝露を受けることにより生じる疾患で，発症機序は光毒性もしくは光アレルギー性である．前者は植物由来のフロクマリン（レモン，ライム，イチジク，セロリなど）が外因となることが多く，遅延型アレルギーにより発症する後者はケトプロフェン，スプロフェン，ピロキシカムなど非ステロイド系抗炎症剤，パラアミノ安息香酸（PABA），オキソベンゾンなどの紫外線吸収剤などで生じることが多い．臨床像は光毒性の場合は浮腫性紅斑，水疱など重度の日光皮膚炎症状に類似し，光アレルギー性の場合には皮疹の分布を除けば通常の接触皮膚炎と類似の湿疹病変を呈する（図 1）．

3．薬剤性光線過敏症（光線過敏型薬疹）（drug-induced photosensitivity）

全身投与された薬剤の光毒性あるいは光アレルギー反応で発症する（図 2）．近年は降圧剤（降圧作用がよく患者の利便性が高いとして頻用されている ARB-ヒドロクロロチアジド合剤）での報告が増えてきている．また，肺線維症治療薬ピルフェニドン，アスペルギルス感染症治療薬ボリコナゾールによる光線過敏症もときに経験する．特に後者では光線過敏症状を繰り返すことにより，露光部皮膚がんの発症リスクが高まるため早期診断，適切な遮光指導が必要である[3]．

4．日光蕁麻疹（solar urticaria）

太陽光を浴びた際，1 時間以内に瘙痒を伴う紅斑，膨疹が出現し，数時間以内に消失する．作用波長は可視光線であることが多いが，UVA，UVB の場合もある．皮疹は顔面には生じにくく，若年～中年の女性の体幹，四肢に好発する．通常の抗ヒスタミン薬投与では難治例がほとんどである．光線療法（ナローバンド UVB 療法，UVA 急速減感作療法）が試みられている．

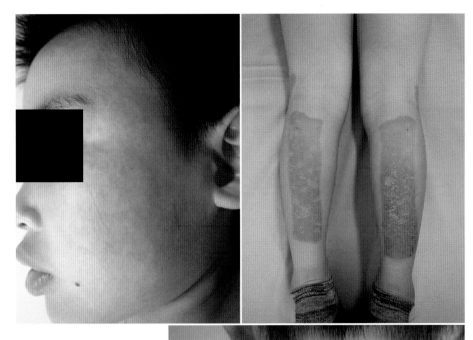

図 1.
8 歳，男児．ケトプロフェンテープに
よる光接触皮膚炎
両下腿の光アレルギー性接触皮膚炎
を発症後，自家感作性皮膚炎が引き起
こされた．

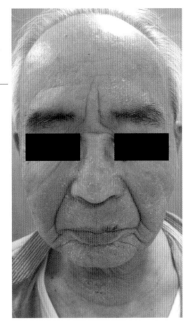

図 2.　▶
82 歳，男性．リマプロストによる薬剤性光線過敏症
同薬開始 3 か月後に発症．外出から帰宅する度に顔面，頭部に
皮疹が出現するという主訴で来院した．

5. 慢性光線性皮膚炎（chronic actinic derma-titis；CAD）

　高齢男性に好発する慢性の光線過敏症である．
露光部皮膚に瘙痒の強い浸潤性紅斑，苔癬化局面
が年余にわたり持続する（図 3）．皮疹はしばしば
非露光部にまで拡大する．光線試験では最少紅斑
量（MED）が著明に低下し，UVA，可視光線にま
で過敏となる症例もみられる．若年例，非典型例
では造血器悪性腫瘍や HIV 感染との関連性が指

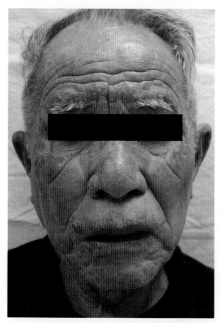

図 3. 77歳，男性．慢性光線性皮膚炎
光線照射試験にてMEDの著明な低下および
UVA 紅斑がみられた．

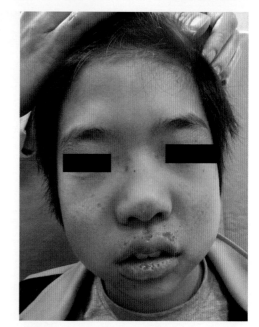

図 4. 14歳，男性．先天性ポルフィリン症
X 連鎖性優性プロトポルフィリン症患児
（文献5）に進行する顔面の小陥凹

摘されている[4]．

6. 多形日光疹（polymorphous light erup-tion）

日光曝露数時間〜数日後に痒みを伴う紅斑や丘疹が生じる．春〜初夏の時期，若年女性の四肢に出現しやすく，盛夏になるにつれ次第に皮疹の発生が抑制される hardening 現象がみられる．原因波長は多くの症例で UVB（＋UVA）である．

7. 種痘様水疱症（hydroa vacciniforme；HV）

EBV の T 細胞への潜伏感染により小児に発症することの多い光線過敏症で，日光（UVA）曝露後に紅斑，丘疹，中央が陥凹する小水疱が生じて瘢痕を残して消退する．浸潤する T リンパ球の一部に EBER（EBV-encoded small RNAs）陽性所見を認める．EBV 抗体価は既感染パターンを示し，多くは20歳までに自然寛解する（幼小児発症，古典型 HV）が，慢性活動性 EBV 感染症への移行，EBV 関連リンパ腫の合併などで予後不良のことがある（年長児・成人発症，全身型 HV）．

8. 皮膚ポルフィリン症（cutaneous porphy-ria）

ヘム合成経路に関与する酵素の異常で発症する．光線力学作用を持つポルフィリン体あるいは

その前駆物質が皮膚に蓄積するために，日光曝露により疼痛を伴って浮腫，紅斑，水疱が生じ，その後，小潰瘍，小瘢痕へ変化する（図4）[5]．遺伝性（骨髄性プロトポルフィリン症など7病型）と代謝異常による後天性（晩発性皮膚ポルフィリン症）に分類される[1)6)]．

9. 色素性乾皮症（xeroderma pigmento-sum；XP）

紫外線性 DNA 損傷の修復過程の一部に先天的な異常があるため，皮膚細胞にピリミジン2量体などの光産物が多く残留し，UV に極めて敏感となる常染色体劣性遺伝性疾患である[6]．年齢とともに雀卵斑に似るが大小不整のある小色素斑が徐々に進行し，露光部皮膚がんの発症リスクは同じ年代の健常人の数千倍である．50%の症例に進行性の神経症状（難聴，知能低下，歩行障害など）を合併するが，この神経変性の分子機構はまだ明らかになっていない．遺伝的に異なる群（A〜G群，バリアント型（V））があり，各群で表現型や重症度が異なり，また遺伝型・表現型関連もみられる．臨床所見から神経型 XP（XP-A，XP-D の一部，XP-F の一部），皮膚型 XP（XP-C，XP-E，XP-D のほとんど，XP-F のほとんど，XP-G の

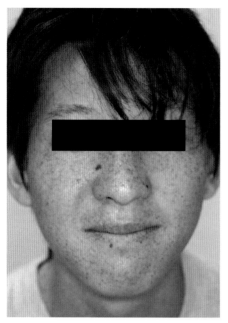

図 5. 16 歳, 男性. 色素性乾皮症バリ
アント型
多数の大小不整, 雀卵斑様小色素斑に
加えて基底細胞癌(右頬部)を認める.

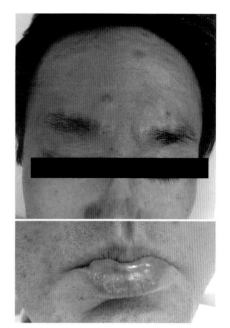

図 6. 57 歳, 男性. 光線により生じたと
思われる露光部限局性の扁平苔癬
(lichen planus actinicus)

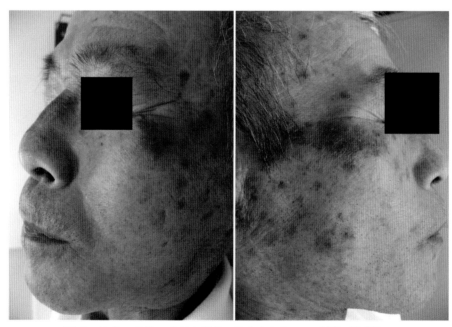

図 7. 64 歳, 男性. 舌がん術後に処方された TS1 内服 3 週間後,
露光部皮膚に出現した DLE 型薬疹

ほとんど, XP-V), コケイン症候群合併型 XP
(XP-B, XP-D, XP-G)に分類される. 本邦では
激しいサンバーンが主症状の XP-A 群が 50%, サ
ンバーンを生じない色素異常型の XP-V(図 5)が
25%を占める.

光線曝露により誘発される皮膚疾患

光線曝露後に乾癬, 扁平苔癬といった炎症性角
化症や皮膚筋炎, DLE などの膠原病の皮疹が露光
部に引き起こされることがある(図 6, 7). これら

の病態としては，炎症性角化症では光ケブネル現象，膠原病の皮疹誘発は紫外線曝露による表皮細胞のダメージをきっかけとする異常な免疫反応によるとされている．また，酒皶やアトピー性皮膚炎患者では日光曝露でしばしば紅斑が増強するが，この変化は温熱作用，血流増加作用のある可視光線や赤外線による効果である[1][7]．

文　献

1) 森脇真一：【これが皮膚科診療スペシャリストの目線！診断・検査マニュアル—不変の知識と最新の情報—】光線過敏症. *MB Derma*, **268**：66-74, 2018.
2) 森脇真一：光線試験. 皮膚科外来グリーンノート（宮地良樹編），中外医学社，pp. 22-23，2018.
3) 森脇真一：薬剤性光線過敏症と原因薬の関係を学ぶ．ここが大事！高齢者皮膚診療のコツとピットフォール（戸倉新樹，秋山真志編），南江堂，pp. 86-90，2019.
4) Sugita K, Shimauchi T, Tokura Y：Chronic actinic dermatitis associated with adult T-cell leukemia. *J Am Acad Dermatol*, **52**：38-40, 2005.
5) Nimomiya Y, Kokunai Y, Tanizaki H, et al：X-linked dominant protoporphyria：The first reported Japanese case. *J Dermatol*, **43**：401-408, 2016.
6) 森脇真一：【実践　子ども皮膚科外来】小児の光線過敏症. *MB Derma*, **236**：89-95，2015.
7) 森脇真一：【"顔の赤み"鑑別・治療アトラス】赤ら顔—つくらないためのスキンケア・遮光—. *MB Derma*, **294**：267-270，2020.

MB Derma, 303：21-28, 2020.

◆特集／かおとあたまの皮膚病診療
脱毛症

福山雅大*　　大山　学**

Key words：瘢痕性脱毛(scarring alopecia)，非瘢痕性脱毛(non-scarring alopecia)，毛周期(hair cycle)，トリコスコピー(trichoscopy)，鑑別診断(differential diagnosis)

Abstract　毛髪は体温調節や触覚などの生理機能を有するだけでなく，特に頭髪や眉毛，睫毛は個人のアピアランスを左右し，コミュニケーションツールとしての役割も同時に担う．そのため，脱毛症を正確に診断し治療することは患者の社会生活の質を向上させるうえでも重要である．脱毛症は毛包自体が傷害され毛が保持できなくなり生じるものと，毛周期の異常により生じるものに大別される．前者は，さらに幹細胞領域の傷害により非可逆性の脱毛を呈する瘢痕性脱毛症と，円形脱毛症に代表される非瘢痕性脱毛症に分けられる．後者の例として男性型脱毛症や休止期脱毛症などが挙げられる．発症時期や随伴症状，薬剤投与歴などの問診に加え，脱毛パターンの評価や抜毛テスト，トリコスコピーによる病変部の詳細な観察，系統的皮膚生検を組み合わせることで，各種脱毛症の病態を正確に評価し治療につなげることができる．

はじめに

　ヒトの毛器官は，外的刺激からの保護という物理的バリアだけでなく，体温調節や触覚を司る感覚受容器といったバイオセンサーとしての役割を担っている皮膚付属器である．特に頭髪は，ライフスタイルやファッションセンスなどを表現する重要なコミュニケーションツールとしての役割も同時に担っている．そのため，脱毛症は患者に精神的苦痛を与え，患者の社会生活に大きな影響を及ぼす．頭髪だけでなく眉毛や睫毛，顎鬚など顔面の毛が失われると，人相が変わり精神的苦痛が生じるだけでなく，例えば睫毛の脱毛により汗が目に入りやすくなるといった機能的障害も生じうる．さらに，眉毛，睫毛はコスメトロジーの観点からも重要である．そのため，各種脱毛症を正確

*　Masahiro FUKUYAMA，〒181-8611 三鷹市新川 6-20-2　杏林大学医学部皮膚科学教室，助教
** Manabu OHYAMA，同，主任教授

に診断し治療することは，患者の QOL の向上のためには非常に重要である．本稿では代表的なかおとあたまの脱毛症の病態生理，治療法について概説する．

毛包の構造と生理的特徴

　脱毛症を正確に理解するためには，毛(毛髪)を作り出す毛包の解剖学的および生理学的特徴を知ることが重要である．毛包は表皮から皮下組織に向かって陥入した上皮組織からなる盲管構造を本体とする小器官であり，多層の上皮細胞(ケラチノサイト)から構成される円柱状構造体である．毛包下端には毛包発生や再生を制御する特殊な間葉系細胞塊である毛乳頭があり，隣接するケラチノサイトと各種シグナル伝達物質や成長因子を介して相互作用することで毛包の恒常性維持に寄与している[1]．

　毛包は，成長期，退行期，休止期からなる毛周期を生涯にわたり繰り返す．一般的に毛は新しい毛周期が開始されると，新生毛に「押し出される」

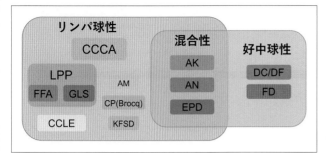

図 1.
瘢痕性脱毛症の分類（文献 7 より改変）
AK；acne keloidalis, AM；alopecia mucinosa, AN；acne necrotica, CCCA；central centrifugal cicatricial alopecia, CCLE；chronic cutaneous lupus erythematosus, CP；classic pseudopelade of Brocq, DC/DF；dissecting cellulitis/folliculitis, EPD；eruptive pustular dermatosis, FD；folliculitis decalvans, FFA；frontal fibrosing alopecia, GLS；Graham-Little syndrome, KFSD；keratosis follicularis spinulosa decalvans, LPP；lichen planopilaris

ように脱落するが，これがランダムに生じるため，全体として一定数が保たれているようにみえる[2]．この毛周期を支える毛包上皮の幹細胞は立毛筋付着部位であるバルジ領域に存在しており，維持されている[3]．

ヒト頭部毛包の毛周期は，報告にもよるが，成長期は平均 2〜8 年，退行期は数週間，休止期は 3 か月持続するとされ，約 80〜90％が成長期毛である[4]．一方，眉毛では成長期は 2〜4 週間，退行期は 2〜3 週間，休止期は約 3 か月であり，約 90％が休止期とされている[5]．また，睫毛は報告により大きな差があるが，4〜10 週の成長期の後，4〜9 か月の休止期が続くとされ，休止期が頭部毛包と比較して長いのが特徴である[6]．

脱毛症の基本病態

脱毛が生じるメカニズムは，① 何らかの機序（炎症反応や感染など）により毛包の基本構造が障害を受ける，② 毛周期の異常により毛が抜ける機会が増える，の 2 つに大別される[2]．前者は毛包幹細胞が障害されるか否かにより恒久的な脱毛を生じる瘢痕性脱毛と，可逆的な脱毛にとどまる非瘢痕性脱毛に分けられる．両者の鑑別は予後を左右するため，非常に重要である．一方，毛周期の異常による脱毛症の代表例は男性型脱毛症や休止期脱毛がある．以下，代表的な脱毛症に関する病態，治療法につき詳述する．

瘢痕性脱毛症

瘢痕性脱毛症は，炎症や感染症などにより幹細胞領域であるバルジ領域が破壊され生じるものと，外力や外傷によりバルジ領域が傷害され生じるものに分けられる．前者では，病理組織学的に毛包漏斗部から峡部を中心とした炎症細胞浸潤と，脂腺やバルジ領域が破壊され毛包を線維組織が置換した組織像を特徴とする[7][8]．特にバルジ領域の傷害が高度となると永久脱毛を生じるため，いかに早期に治療介入するかが患者の予後を左右する．瘢痕性脱毛症は浸潤する炎症細胞の種類により，リンパ球性，好中球性，混合性に大別される（図1）[7]．病理組織学的所見を基にした各疾患鑑別のためのフローチャートを図2に示す[8]．

1. 慢性皮膚エリテマトーデス

一般的にエリテマトーデスの脱毛は，びまん性あるいは限局性の脱毛斑を呈する非瘢痕性脱毛と，慢性皮膚エリテマトーデス（chronic cutaneous lupus erythematosus；CCLE）に代表される瘢痕性脱毛のいずれかに分類される[9]．CCLE では初期には浸潤を伴う丘疹がみられ，しだいに毛細血管拡張や鱗屑，毛孔角栓を伴う萎縮性紅色局面がみられる[9]．頭部では毛包周囲にも炎症がみられ，最終的に瘢痕性脱毛に特徴的な毛孔の消失をみる（図3-a, b）．トリコスコピーでは，瘢痕性脱毛症全般で観察される毛孔周囲の鱗屑（peripilar scales）のほか，毛孔拡大や血管拡張，真皮内での出血を示唆する赤色点（red dots）が特異的所見として観察される[10]．

病理組織学的に特徴的な所見は，毛包漏斗部から峡部にかけての毛包上皮基底層の液状変性とリンパ球主体の密な炎症細胞浸潤である（図3-c）[9]．毛孔部での過角化や毛包上皮の萎縮，真皮のムチン沈着をみることもある．蛍光抗体直接法では表皮真皮境界部に IgG と C3 が沈着する，いわゆる lupus band test 陽性例が 70〜95％の症例でみら

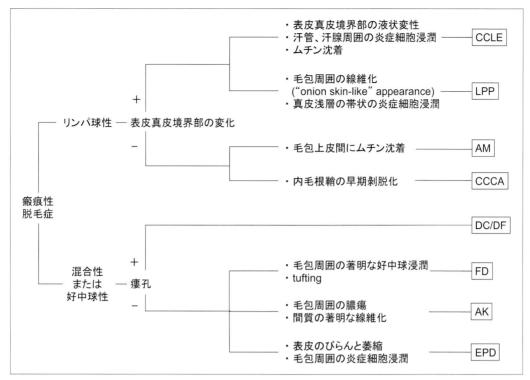

図 2. 病理組織学的所見に基づいた各種瘢痕性脱毛症の鑑別のためのフローチャート
（文献 8 を参考に作図）

AK；acne keloidalis, AM；alopecia mucinosa, CCCA；central centrifugal cicatricial alopecia,
CCLE；chronic cutaneous lupus erythematosus, DC/DF；dissecting cellulitis/folliculitis, EPD；
eruptive pustular dermatosis, FD；folliculitis decalvans, LPP；lichen planopilaris

れる[9].

従来，CCLE に対する治療としてステロイド外用や局注，タクロリムス外用などが選択されてきた．近年，新たな治療選択肢としてヒドロキシクロロキン（HCQ）が注目されており，脱毛斑部の発赤の改善のみならず発毛がみられた報告も散見される[11]．毛包周囲の炎症細胞がバルジ領域を傷害し永久的な脱毛となる前に，早期に HCQ を導入することで発毛が得られたと考えられており，いかに早期に HCQ を導入できるかが予後改善に寄与する．

2. 毛孔性扁平苔癬

臨床的に毛孔周囲性の紅斑や角化性変化，脱毛斑周囲の毛孔性角栓を認める．進行すると他の瘢痕性脱毛症と同様に毛孔が消失する（図3-d, e）[7]．口腔扁平苔癬など，他の扁平苔癬の亜型を伴うことがあるため，口腔内を含めた全身の診察が重要である．トリコスコピーでは毛孔周囲の角化や鱗屑をみる．病理組織学的所見では，毛包上皮の顆粒層肥厚や漏斗部から峡部にかけての稠密なリンパ球浸潤のほか，毛包を取り囲む層状の線維化（"onion skin-like" appearance）を特徴とする（図3-f）．本邦での治療の主体はステロイド外用や局注，タクロリムス外用である[7]が，欧米では HCQ の有効性が報告されている[12]．

3. Frontal fibrosing alopecia

Frontal fibrosing alopecia（FFA）は毛孔性扁平苔癬の一亜型とされ，中年以降の女性に好発する．前頭部から側頭部の髪際部にかけて対称性に帯状に脱毛し，ときに眉毛も侵されるため顔貌に影響を与え得る．興味深いことに，サンスクリーン剤の使用が本症のリスク因子である可能性が示唆されている[13]．また近年，ゲノムワイド関連解析（GWAS）にて HLA-B*07：02 のアリルを有する人に発症しやすいことが報告されている[14]．

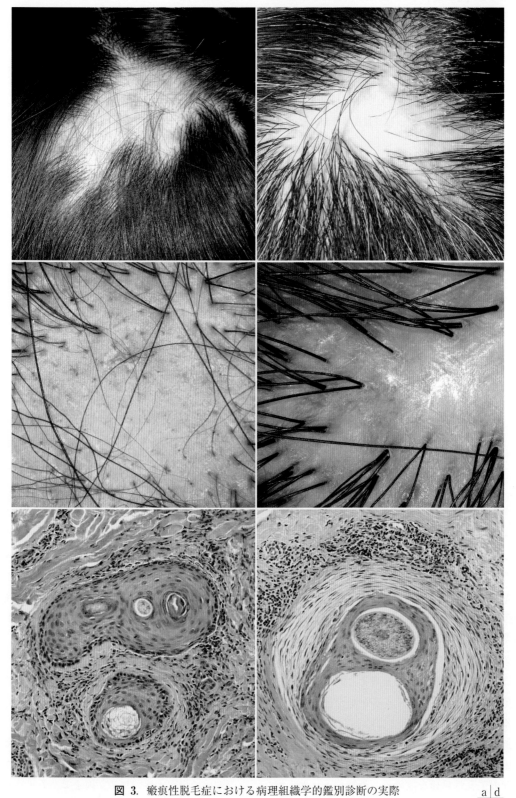

図 3. 瘢痕性脱毛症における病理組織学的鑑別診断の実際

<table>
<tr><td>a</td><td>d</td></tr>
<tr><td>b</td><td>e</td></tr>
<tr><td>c</td><td>f</td></tr>
</table>

臨床所見およびトリコスコピー所見から診断確定が困難な症例でも，病理組織学的所見を加えることで診断が可能となる．

a〜c：慢性皮膚エリテマトーデスの臨床像，トリコスコピー，病理組織学的所見

d〜f：毛孔性扁平苔癬の臨床像，トリコスコピー，病理組織学的所見

4．禿髪性毛包炎

　頭頂部や後頭部に小型の紅斑，びらん，痂皮を生じ，徐々に周囲に膿疱や痂皮，発赤を伴いながら拡大する．病変中央は毛孔が消失し瘢痕性脱毛を呈する．1つの毛孔から数本の毛髪が出る tufted folliculitis も特徴である．病理組織学的に毛包周囲に多数の好中球が浸潤する．治療法はいまだ確立したものがないが，リファンピシンとクリンダマイシンの併用療法の有効性が報告されている[15]．

非瘢痕性脱毛症

　非瘢痕性脱毛症で最も頻度の高い疾患は円形脱毛症であり，主として本項ではこの疾患について解説する．円形脱毛症では成長期毛包において細胞傷害性 T 細胞（CTL）を主たるエフェクターとする免疫応答が生じる結果，毛が破壊され脱毛に至る，自己免疫疾患の一種と考えられている[16]．脱毛斑部では，CTL が産生する IFN-γ が毛包ケラチノサイトの受容体に結合することでケラチノサイトからの IL-15 産生が亢進するサイトカインループが形成されており，疾患の難治化に関与するとされる[17]．近年，GWAS などの結果から，NKG2D 活性化リガンドに代表される免疫関連遺伝子の関与が報告されており，遺伝子学的背景からも円形脱毛症の病態が明らかとなりつつある[16]．

　『日本皮膚科学会円形脱毛症診療ガイドライン2017 年版』において，ステロイド局注療法や外用療法，局所免疫療法が行うよう勧められ（推奨度 B），そのほか紫外線療法や点滴静注ステロイドパルス療法などが行ってもよい（推奨度 C1）とされていることからもわかるように，円形脱毛症の治療選択肢は決して少なくない[16]．しかし実際の臨床現場では，個々の症例にどの治療法を施行すべきか悩むこともしばしば経験する．その場合，円形脱毛症の病期と免疫応答，毛周期の関係を理解することが重要となる．円形脱毛症では毛包周囲性の炎症を特徴とする急性期を過ぎると，成長期毛包は本来の毛周期から外れ休止期に入ることが知られている[18]．つまり，慢性期（症状固定期）には炎症反応はごく軽度でミニチュア化した休止期毛が主体となる．あくまでも概念的ではあるが，急性期には緩徐な免疫抑制作用を特徴とする治療法よりも積極的に抗炎症作用を期待した治療法が適しており，一方で，慢性期には短期に免疫抑制作用を期待する治療法よりも徐々に病変部の免疫状態を変調させる治療が好ましいと考えられる[18]．したがって，個々の症例ごとに病態を正確に評価し，治療法の選択を含め適切に対応していくことが重要である．

　近年，円形脱毛症に対する新規治療薬としてヤヌスキナーゼ（JAK）阻害薬が注目されており，今後の研究，開発が期待されている．

毛周期の異常による脱毛

1．男性型脱毛症

　男性型脱毛症は，遺伝的素因を背景とし，アンドロゲンに起因した毛周期異常による毛包のミニチュア化を本態とする疾患である．特にテストステロンをジヒドロテストステロンに変換する 5α 還元酵素が病態に深く関与している．前頭部と頭頂部に特有のパターン脱毛を呈する．5α 還元酵素阻害薬であるフィナステリドあるいはデュタステリド内服が最も推奨される治療法である．

2．女性型脱毛症

　女性型脱毛症は女性において男性型脱毛症のように特定のパターンを呈する脱毛症である．脱毛パターンの分類として，原則的には前頭部髪際部，つまり frontal fringe が保たれ，頭頂部のびまん性脱毛が特徴の Ludwig 型のほか，前頭部から頭頂部にかけてクリスマスツリー状の外観を呈する Olsen 型，男性型脱毛症の Hamilton-Norwood 分類でみられる前頭部が脱毛する型などが知られている[19]．重症度分類は，現在では Sinclair らの提唱したスケールを用いることが多い[20]．女性型脱毛症の多くは原因不明とされているが，アンドロゲン過剰や女性ホルモンの不足が原因となることもあり，このような症例では基礎疾患の治療に

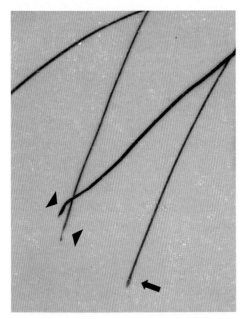

図 4. 抜毛テストにて得られた毛の形態学的
　　　特徴
得られた毛髪の毛球部の形状が萎縮性（矢頭）
であれば毛包周囲性の免疫応答の存在を，棍棒
状（矢印）であれば休止期への移行を示唆する．

伴い脱毛症状が改善することがあるため，丁寧に
見極めることが重要である．

3．休止期脱毛症

休止期毛の急激な増加により引き起こされる非
炎症性，非瘢痕性脱毛症である．消耗性疾患，急
激なダイエット，産後ストレス，薬剤性（抗てんか
ん薬，ヘパリン，β遮断薬など）などが原因となり
得る．注意すべき点として，これらの原因により
成長期毛が退行期を経て休止期に移行し脱毛する
まで，2〜3か月程度のタイムラグを生じることが
挙げられる．問診の際には患者の脱毛の自覚から
3か月程度遡って，原因となり得るエピソードを
聴取することが重要である．

脱毛症診療の実際

患者に脱毛症状を認めた場合，他疾患と同様
に，既往歴や家族歴，薬剤投与歴などを把握する
ことは言うまでもない．そのうえで，視診による
脱毛パターンの認識や触診に加え，抜毛テスト，
トリコスコピー，病理組織学的検査を加えた系統
的な診察を行うことで，各種脱毛症の正確な診

断，病勢評価が可能となる．

1．抜毛テスト

ここでいう抜毛テストは強制脱毛により毛周期
を判断する trichogram ではなく，"髪を櫛でとか
すように"軽く牽引する gentle hair pull test のこ
とである．円形脱毛症の罹患部や瘢痕性脱毛症の
病勢悪化時などでは，毛髪が容易に採取される
（易脱毛性）．得られた毛髪の毛球部の形状が萎縮
性であれば毛包周囲性の免疫応答の存在を，棍棒
状であれば休止期以降への移行を示唆する（図
4）．つまり抜毛テストでは易脱毛性の有無だけで
なく，得られた毛髪の形状を確認することで，病
勢の把握がある程度可能である．

2．トリコスコピー

近年，トリコスコピーを用いた脱毛症の診断技
術が確立されつつあり，トリコスコピーは今や脱
毛症の鑑別診断にはなくてはならない手技であ
る．広く皮膚科医向けに系統的診断が可能となる
ようなフローチャートによる診断法も報告されて
いる[10]．

まず，毛孔像の消失の有無を確認する．毛孔像
の消失があれば，何らかの瘢痕性脱毛症を疑う．
次に毛幹の破壊像を確認する．V-sign や follicular
microhemorrhage などの人為的毛幹破壊像があ
ればトリコチロマニアを疑い，そのような所見が
なく黒点や漸減毛，断裂毛がみられれば円形脱毛
症を疑う．また，毛幹径の不均一性がみられれば
男性型あるいは女性型脱毛症を疑う．

以上のように，抜毛テストやトリコスコピーに
て脱毛症の鑑別はある程度可能となるが，確定診
断に至らない場合は皮膚生検を積極的に検討する．

3．病理組織学的検査

脱毛症の組織検査には 4 mm パンチを用いて採
取した標本を縦断面だけでなく，漏斗部，峡部，
毛球上部，毛球部のレベルで水平断した切片を作
成し評価することが重要である[2]．特に瘢痕性脱
毛症では，臨床所見あるいはトリコスコピー所見
にて鑑別が困難なことも多く（図3），診断確定の
ためには病理組織学的検査は重要である．円形脱

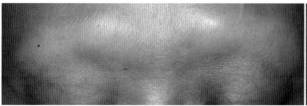
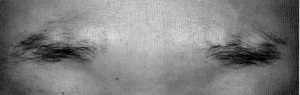

a．加療前　　　　　　　　　　　　　　　　　b．加療3か月後

図5．円形脱毛症による眉毛の脱毛に対する治療の実際
ステロイド局注療法を施行し，3か月後に発毛をみた．

毛症を診断するうえでは必ずしも必須とはいえないが，毛球部周囲の炎症を正確に評価し病勢を把握することが可能となるため，治療を最適化する点で非常に意義のある検査である[18]．

かおの脱毛症診療

アイブローやアイシャドウなどの商品数などをみれば，かおの脱毛症が個人の外観に与える影響は容易に理解されるように，かおに生じる脱毛症での傷害部位として特に眉毛，睫毛が重要である．円形脱毛症やFFAが代表的であるが，抗がん剤やトリコチロマニアなどによる睫毛貧毛症もある．診断は頭部と同じように抜毛テストやトリコスコピーなどを駆使して行う．円形脱毛症やFFAではステロイド局注療法で再発毛が期待できる（図5）．睫毛貧毛症に対しては自費での診療にはなるがビマトプロストが使用される．

おわりに

多くの脱毛症は，生命予後を左右するものではないが，患者の精神的苦痛は大きなものがある．患者の訴えを傾聴し，なるべく患者の精神的緊張を緩和しつつ治療ゴールを設定することが望ましい．そのうえで，上述した診断技術を駆使しながら各種脱毛症を正確に診断し，治療の最適化につなげることが何よりも重要である．本稿が先生方の脱毛症診療の一助となれば幸いである．

文　献

1) Ohyama M：Use of human intra-tissue stem/progenitor cells and induced pluripotent stem cells for hair follicle regeneration. *Inflamm Regen*, **39**：4, 2019.

2) 大山　学：脱毛症の病態理解のための基礎知識. 日皮会誌，**122**：3420-3422, 2012.

3) Cotsarelis G：Epithelial stem cells：a folliculocentric view. *J Invest Dermatol*, **126**：1459-1468, 2006.

4) Watanabe-Okada E, Amagai M, Ohyama M：Histopathological investigation of clinically non-affected perilesional scalp in alopecias detected unexpected spread of disease activity. *J Dermatol*, **41**：802-807, 2014.

5) Chanasumon N, Sriphojanart T, Suchonwanit P：Therapeutic potential of bimatoprost for the treatment of eyebrow hypotrichosis. *Drug Des Devel Ther*, **12**：365-372, 2018.

6) Paus R, Burgo I, Platt CI, et al：Biology of the eyelash hair follicle：an enigma in plain sight. *Br J Dermatol*, **174**：741-752, 2016.

7) Ohyama M：Primary cicatricial alopecia：Recent advances in understanding and management. *J Dermatol*, **39**：18-26, 2012.

8) 内山真樹：【ここまでわかる，ここまでできる！こどもとおとなの脱毛症診療】こどもとおとなの脱毛症病理診断. *MB Derma*, **252**：15-23, 2017.

9) 大山　学：【エリテマトーデスを診る】エリテマトーデスにみられる脱毛とその鑑別. *MB Derma*, **235**：27-32, 2015.

10) 木下美咲：トリコスコピーによる脱毛症診療—病態の本質から迫るフローチャート式診断法—. 臨皮，**71**：157-161, 2017.

11) 福山雅大，大山　学：【エリテマトーデスをきわめる—SLEエンサイクロペディア】脱毛（ヒドロキシクロロキンにて改善をみた例）. *J Visual Dermatol*, **16**：780-781, 2017.

12) Nic Dhonncha E, Foley CC, Markham T：The role of hydroxychloroquine in the treatment of lichen planopilaris：A retrospective case series and review. *Dermatol Ther*, **30**：doi：10.1111/

dth.12463, 2017.

13）Moreno-Arrones OM, Saceda-Corralo D, Rodrigues-Barata AR, et al：Risk factors associated with frontal fibrosing alopecia：a multi-centre case-control study. *Clin Exp Dermatol*, **44**：404-410, 2019.

14）Tziotzios C, Petridis C, Dand N, et al：Genome-wide association study in frontal fibrosing alopecia identifies four susceptibility loci including HLA-B*07：02. *Nat Commun*, **10**：1150, 2019.

15）Rambhia PH, Conic R, Murad A, et al：Updates in therapeutics for folliculitis decalvans：A systemic review with evidence-based analysis. *J Am Acad Dermatol*, **80**：794-801, 2019.

16）坪井良治, 板見　智, 眞鍋　求ほか：日本皮膚科学会円形脱毛症診療ガイドライン 2017 年版. 日皮会誌, **127**：2741-2762, 2017.

17）Xing L, Dai Z, Jabbari A, et al：Alopecia areata is driven by cytotoxic T lymphocytes and is reversed by JAK inhibition. *Nat Med*, **20**：1043-1049, 2014.

18）大山　学：病態理解に基づく円形脱毛症診療. 皮膚臨床, **60**：1865-1877, 2018.

19）Olsen EA：Female pattern hair loss. *J Am Acad Dermatol*, **45**：S70-S80, 2001.

20）Dinh QQ, Sinclair R：Female pattern hair loss：current treatment concepts. *Clin Interv Aging*, **2**：189-199, 2007.

MB Derma, **303**：29-37，2020.

◆特集／かおとあたまの皮膚病診療

かおとあたまの細菌感染症

人見勝博*

Key words：（エクリン）汗腺性膿皮症（pyoderma of the eccrine sweat gland），毛包性膿皮症（follicular pyoderma），膿痂疹（impetigo），丹毒（erysipelas），慢性膿皮症（chronic pyoderma）

Abstract　皮膚の細菌感染症は黄色ブドウ球菌と溶連菌を主たる起因菌とし，付属器との関連の有無や病変の深さに応じて細分される．化膿球菌によるものが多いことから膿皮症とも呼ばれる．（エクリン）汗腺性膿皮症として多発性汗孔周囲炎，多発性汗腺膿瘍がある．毛包性膿皮症として Bockhart 膿痂疹，単純性毛包炎，尋常性毛瘡，癤，癤腫症，癰がある．非付属器性膿皮症として水疱性膿痂疹，痂皮性膿痂疹，丹毒，蜂窩織炎，壊死性筋膜炎がある．その他の細菌感染症として皮膚放線菌症，皮膚ノカルジア症，皮膚抗酸菌感染症を挙げた．慢性膿皮症として炎症性粉瘤，集簇性痤瘡，頭部乳頭状皮膚炎，膿瘍性穿屈性頭部毛包周囲炎，禿髪性毛包炎がある．

はじめに

　頭部・顔面は，外界に露出するが故に外的刺激を受けやすい部位である．毛包脂腺系が発達していることから，付属器に関連した病変の好発部位でもある．眼科・耳鼻咽喉科・歯科領域からの感染を考慮する必要もある．様々な菌が分離されるが，主たる起因菌は黄色ブドウ球菌と溶連菌である．単純性と複雑性とに大別され，さらに付属器との関連の有無や病変の深さに応じて細分される（表1）[1]．

単純性皮膚軟部組織感染症

　直接皮膚に細菌が感染したものである．化膿球菌によるものが多いことから膿皮症（pyoderma）とも呼ばれる．

* Katsuhiro HITOMI，〒350-8550 川越市鴨田 1981　埼玉医科大学総合医療センター皮膚科，講師

1．（エクリン）汗腺性膿皮症
a）多発性汗孔周囲炎（periporitis supprativa），多発性汗腺膿瘍（multiple sweat gland abscesses）

　多発性汗孔周囲炎は新生児，乳幼児の汗疹に黄色ブドウ球菌が感染して生じた汗孔入口部の浅在性膿疱である．多発性汗腺膿瘍はエクリン汗管と汗腺およびその周囲の深在性病変である．夏季に頭部，顔面（特に額，鼻），耳後部，頸部，肩，上背，腋窩，臀部に好発する．毛孔とは無関係に膿疱，紅色丘疹が孤立性に多発する．深在性病変はドーム状に隆起する有痛性丘疹となる．汗孔周囲炎は必ずしも汗腺膿瘍の前駆病変ではないが混在することも多い．空調設備の整った昨今の住環境では多量に発汗することが減り，稀な疾患となった．

2．毛包性膿皮症
a）Bockhart 膿痂疹（impetigo Bockhart）（毛包性膿痂疹：follicular impetigo）

　頭部（特に小児）・体幹・臀部・四肢に好発する表皮ブドウ球菌，黄色ブドウ球菌による多発性毛

表 1. 膿皮症の分類（文献 1 より引用，一部改変）

原因菌	黄色ブドウ球菌			連鎖球菌
部　位	付属器感染症		非付属器感染症	非付属器感染症
	エクリン汗腺	毛　包		
表　皮 表　皮 ｜ 真　皮	多発性汗孔周囲炎 多発性汗腺膿瘍	Bockhart 膿痂疹 単純性毛包炎 尋常性毛瘡 癤，癤腫症，癰 慢性膿皮症	水疱性膿痂疹 ブドウ球菌性丹毒 蜂窩織炎	痂皮性膿痂疹 丹毒 蜂窩織炎
｜ 皮　下 浅層筋膜			壊死性筋膜炎	壊死性筋膜炎

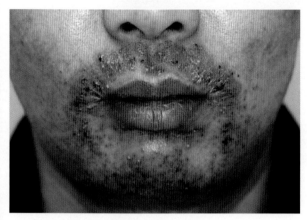

図 1. 尋常性毛瘡

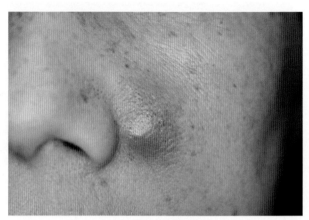

図 2. 癤

包炎である．突如として毛包一致性の小膿疱が多発する．個疹は融合しないが，黄色痂皮が局面を形成して膿痂疹様の外観を呈する．しばしば再発性に出没を繰り返す．

b）単純性毛包炎（folliculitis simplex）

毛包入口部または毛包内の角層下と毛包浅在部周囲の炎症である．中央を毛が貫通した紅色丘疹，膿疱を生じる．表皮ブドウ球菌，黄色ブドウ球菌によるものが多い．

c）尋常性毛瘡（sycosis vulgaris）

成人男性の剛毛部（特に髭の部位）に生じる黄色ブドウ球菌や表皮ブドウ球菌による集簇性・多発性毛包炎である．個疹は毛孔一致性の紅色丘疹で始まり，膿疱を形成する（図 1）．疼痛がある．出没を繰り返すうちに個疹が融合し，堆積した痂皮と膿瘍を伴う凹凸不整の硬結性病変となる．T 字カミソリでの髭剃りは症状を増悪させるため，電気シェーバーを使用するよう指導する．

d）癤（furuncle），癤腫症（furunculosis），癰（carbuncle）

癤は単一の毛包とその周囲の限局した急性炎症である．顔面・項部・前腕・臀部に好発する．毛孔一致性丘疹が急速に増大し，熱感・圧痛を有する尖形の紅色腫脹を生じる（図 2）．毛包開口部に膿栓を形成する．顔面中央に生じると面疔とも呼ばれる．癤腫症は長期にわたり複数の癤がみられる状態を指す．発症因子として，鼻腔の薬剤耐性ブドウ球菌の自家接種，宿主側の免疫異常，不衛生，多汗，アトピー性皮膚炎の合併などが挙がる．癰は複数の毛包を巻き込んだ皮膚深部の急性炎症である．頭部・項部・背部・臀部・大腿部に好発する．半球状に隆起した紅色腫脹を生じ，膿点が多発し波動を触れる（図 3）．発熱，倦怠感などの全身症状や激しい疼痛を伴うことがある．糖尿病や免疫不全症の合併例では治癒が遷延化しやすい．

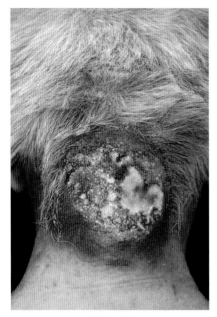

図 3. 癰

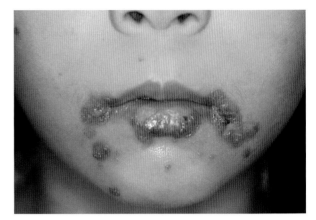

図 4. 水疱性膿痂疹

3. 非付属器性膿皮症

a) 水疱性膿痂疹(impetigo bullosa), ブドウ球菌性熱傷様皮膚症候群(staphylococcal scaleded skin syndrome; SSSS)

　表皮における黄色ブドウ球菌感染症である. 菌が産生する表皮剝脱毒素(exfoliative toxin)が角化細胞のデスモグレイン 1 を切断し, 落葉状天疱瘡と同様の弛緩性水疱を形成する. 夏季, 乳幼児に好発する. すり傷や湿疹, 虫刺されなどから発症する. ほとんど炎症のない水疱に始まり, 時間とともに炎症が加わって容易に破れてびらんとなる(図4). 辺縁に水疱蓋が縁どる. 遠心性に拡大しつつ, 周囲に新病巣(とびひ)を形成する. 痛み, 瘙痒の程度は個人差が大きい. 発熱やリンパ節腫脹などの全身症状はほとんど伴わない. 乾燥するにしたがい辺縁に鱗屑縁を形成し, 瘢痕を残さずに治癒する. 感染局所で産生された exfoliative toxin が血流を介して全身の皮膚に散布されると SSSS に進展する. 全身倦怠感, 食欲低下, 不機嫌などの全身症状とともに全身の皮膚が潮紅する(図5). ニコルスキー現象により, 間擦部を中心に表皮がシート状に剝離する. 新生児・乳幼児に好発するが年長児, 成人にも生じ得る. 小児は予

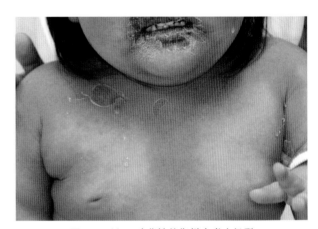

図 5. ブドウ球菌性熱傷様皮膚症候群

後良好だが, 成人は compromised host であることが多く, 致死率が高い.

b) 痂皮性膿痂疹(impetigo crustosa)

　表皮における連鎖球菌感染症である. 季節, 年齢を問わず, 水疱を作ることなく突如として強い紅暈を伴った膿疱が一気に多発し, 痂皮が厚く堆積する. 顔面など体の一部に限局する場合と汎発する場合とがある. 定型例では発熱, 咽頭痛, 咽頭発赤, 所属リンパ節の有痛性腫脹などの全身症状, 白血球増多, CRP 上昇を伴う. 後に糸球体腎炎を併発することがあり, 尿検査を要する. アトピー性皮膚炎合併例では症状が激烈になりやすい.

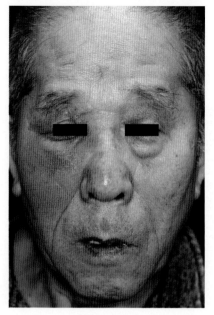

図 6. 丹毒

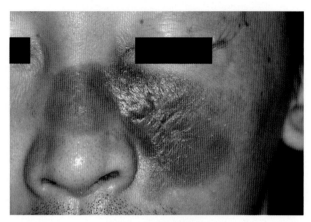

図 7. 皮膚放線菌症

c）丹毒（erysipelas）

丹毒は，真皮内を水平方向に急速に拡大する化膿性炎症である．典型的には A 群β溶血性連鎖球菌の感染症で，微小な外傷や搔破痕が細菌の侵入門戸となる．顔面・耳介，頭部および下腿に好発する．顔面では皮疹が片側に始まり，両側性となることも多い．潜伏期間は数日，突然の皮疹出現とともに高熱，悪寒，全身倦怠感，頭痛，嘔吐などの全身症状を伴う．皮疹は油を流したような境界明瞭なびまん性紅斑を呈するが，しだいに浮腫状になり擦過痛や灼熱感を伴う（図6）．炎症が強い部位には，小水疱や点状出血が混在する．小児よりも老人や免疫力低下患者に好発するが，乳幼児では症状がより遷延化かつ重症化しやすい．通常の治療に反応せず，急速に増悪する場合は壊死性筋膜炎やトキシックショック様症候群を考慮する．

d）蜂窩織炎（cellulitis）

真皮深層から皮下組織に及ぶ急性あるいは慢性のびまん性化膿性炎症である．主に黄色ブドウ球菌による．四肢に好発する．境界不明瞭なびまん性紅斑，浮腫，局所熱感に始まり，しだいに拡大する．発熱，頭痛，悪寒および関節痛を伴うことがある．

e）壊死性筋膜炎（necrotizing fasciitis）

皮下組織（浅在性筋膜）の急性感染症である．深在性筋膜上を炎症が急速に拡大しつつ壊死が進行する．初期症状は蜂窩織炎に類似するが，全身症状はより重篤で，早急に対応しなければショック状態や多臓器不全に陥る．局所に水疱や血疱・熱感・紫斑・壊死・激痛（進行すると無痛），全身的に高熱の持続や関節痛・筋痛・悪心・嘔吐・倦怠感がみられた際には本症を疑う．原因菌は多種多様で，黄色ブドウ球菌や連鎖球菌のほか，嫌気性菌，腸内細菌などが複数検出されることが多い．本症は体幹・四肢に好発する疾患であり，頭頸部発症の割合は全体の 2.6%（11/422 例）[2]に過ぎない．頭頸部における主な感染源として歯原性27.5%（22/80 例），扁桃性 22.5%（18/80 例），皮膚感染 8.7%（7/80 例）が挙がる[3].

4．その他の細菌感染症

a）皮膚放線菌症（cutaneous actinomycosis）[4]

口腔内常在菌であるグラム陰性嫌気性放線菌による皮膚感染症である．歯牙支持組織炎や抜歯が契機となる．発症部位は，頭頸部60%，腹部20%，胸部15%である．数週間かけて徐々に硬結，多発性の小膿疱を伴う暗赤色の発赤・腫脹を形成，自壊後に難治性の瘻孔を生じる（図7）．診断に際し

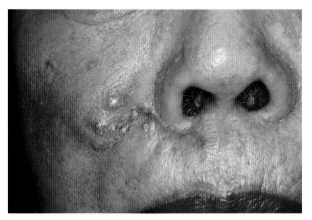

図 8. 皮膚ノカルジア症・限局型

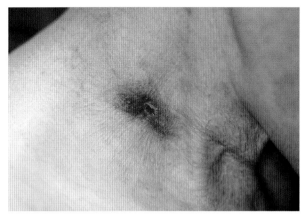

図 9. 皮膚腺病

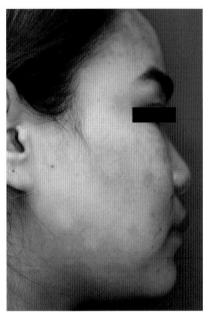

図 10. ハンセン病

て，膿汁や組織の嫌気培養，PCR 検査，菌塊や黄白色から灰白色の硫黄顆粒(sulfur granule)の確認を行う．

b）皮膚ノカルジア症(cutaneous Nocardiosis)[5]

水や土壌中など自然界に存在するグラム陽性好気性放線菌 *Nocardia* 属細菌による皮膚感染症である．外傷を契機に皮膚に直接感染する原発性と，他臓器からの血行散布による続発性とがある．臨床的に 3 病型がある．菌腫型は，3 主徴(硬結・腫脹・瘻孔形成および顆粒排出)が生じ慢性に経過する．限局型は 3 主徴を欠き，亜急性に皮下膿瘍や結節を形成する(図 8)．リンパ管型は比較的急性にリンパ管の走行に沿う硬結・潰瘍を形成し，所属リンパ節の腫脹をきたす．培養や組織検査，遺伝子解析から診断する．

c）皮膚抗酸菌症(cutaneous mycobacteriosis)

起因菌によって 3 つに大別される．

(1) 皮膚結核(cutaneous tuberculosis)：結核菌 *Mycobacterium tuberculosis* による感染症である．尋常性狼瘡は，内臓結核から皮膚に菌が血行性に撒布されて生じる皮疹である．顔面に好発する．初期には黄赤褐色粟粒大の丘疹が生じ，徐々に融合拡大して局面，結節，潰瘍を形成する．皮膚腺病は，内臓結核から皮膚に菌が直接浸潤して生じる皮疹である．肺病巣の菌が頸部リンパ節に至り，さらに同部の皮膚に浸潤して病変を作ることが多い．自覚症状のない淡紅色〜暗紅色を呈する

皮下結節や膿瘍を生じ，やがて自壊し瘻孔を形成する(図 9)．

(2) ハンセン病(Hansen's disease)：らい菌 *Mycobacterium leprae* による感染症で，主に皮膚と末梢神経が侵される．感覚低下や発汗障害を伴う環状紅斑(図 10)，白斑，局面を形成することが特徴である．

(3) 非定型抗酸菌症(nontuberculous mycobacteriosis)：結核菌とらい菌を除く抗酸菌感染症の総称である．ヒトに対して病原性を持つ菌は約 30 種類ある．土壌や水中などの環境中の菌が皮膚に感染する．

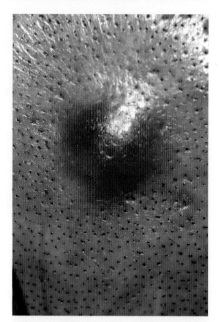

図 11. 炎症性粉瘤

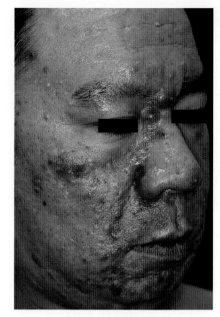

図 12. 集簇性痤瘡

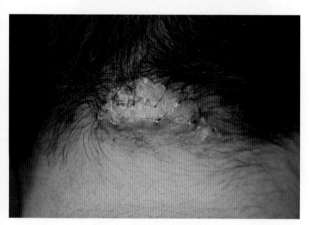

図 13. 頭部乳頭状皮膚炎

複雑性皮膚軟部組織感染症

既に皮膚損傷（創傷，熱傷，褥瘡など）がある部位に二次感染を起こしたものである．

1．慢性膿皮症（chronic pyoderma）

毛包閉塞により生じた囊腫の内容物への炎症に加え，囊腫が破れるとより強い炎症が惹起される．囊腫内の常在菌が真皮内に放出された際に細菌感染が成立するほか，別の細菌感染も加わる．異物反応と細菌感染が混在した複雑な病変を形成して遷延する．細菌検査では表皮ブドウ球菌をはじめとする CNS の検出率が最も高い．

a）炎症性粉瘤（ruptured epidermal cyst），感染性粉瘤（infected cyst）

表皮囊腫への外圧や感染による囊腫壁の破綻により化膿性炎症を生じたものである．頭部に生じることも多く，外毛根鞘性囊腫でも同様の症状を呈することもある．ドーム状から半球状に隆起する結節を呈し，表皮とは可動性はなく，下床とは可動性がある（図11）．囊腫形成の原因となった閉塞した毛包開口部が面皰様黒点として表面にあることが多い．発赤，圧痛を伴い波動を触れることもある．

b）集簇性痤瘡（acne conglobata）

顔面を中心に頸部，胸部，背部，上腕，大腿などに深在性毛包炎，膿瘍，瘻孔などが多発するものを指す（図12）．一般的に尋常性痤瘡の重症型に分類される．

c）頭部乳頭状皮膚炎（dermatitis papillaris capillitii）

項部から後頭部にかけての慢性に経過する深在性毛包炎である．繰り返し生じた毛包炎後の瘢痕形成により二次的にケロイド様の丘疹・結節を生じたものをいう．患者のほとんどが男性であり，思春期以降に発症する．進行期には膿瘍が混在するが，末期にはケロイド結節のみとなる（図13）．

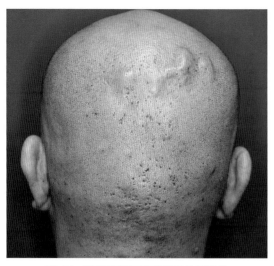

図 14. 膿瘍性穿屈性頭部毛包周囲炎

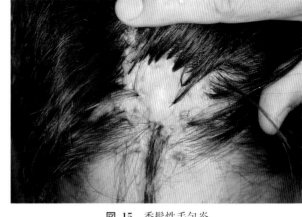

図 15. 禿髪性毛包炎

重症例では難治性の瘻孔を形成し，排膿が長期間続くことがある．衣類の襟やカラーの摩擦，ヘルメットの着用などが増悪因子として挙げられている．

d）膿瘍性穿屈性頭部毛包周囲炎（perifolliculitis capitis abscedens et suffoides）

頭部に生じる慢性の深在性毛包炎である．皮下膿瘍や皮膚表面に開口する瘻孔形成が顕著なものをいう．患者のほとんどが男性であり，青壮年期（18〜40歳くらい）に発症する．皮疹は多発性の毛包炎から大豆大〜小指頭大の有痛性結節に進展し，次第に軟化して深部膿瘍となる．炎症の程度によっては病変部の毛髪を容易に抜くことができ，毛包の開口部から排膿をみる．膿瘍は自壊し瘻孔を形成したり，隣接した膿瘍と皮下で交通したりと複雑な病変を形成する（図14）．皮疹は頭部全体に及ぶことがある．最終的には瘢痕性脱毛ないし肥厚性瘢痕を残して治癒するが，これらが堤防状にうねり脳回転状となることがある．本症は集簇性痤瘡や化膿性汗腺炎，毛巣洞が合併することがあるほか，後遺症として有棘細胞癌が続発することもある．

e）禿髪性毛包炎（folliculitis decalvans）

皮髪頭部に好発する深在性毛包炎である．皮下膿瘍や瘻孔は形成せずに遠心性に拡大する瘢痕性脱毛を呈するものをいう（図15）．青壮年の男性に多い．腋窩，外陰部が同時に侵されることもある．脱毛局面の辺縁に毛包一致性の丘疹，膿疱がみら

れる．炎症所見は強くないが遷延する．

治　療

皮膚軟部組織感染症で分離される菌は，多い順に黄色ブドウ球菌58.8％，コアグラーゼ陰性ブドウ球菌22.2％，連鎖球菌2.7％である[6]．黄色ブドウ球菌の20〜40％がMRSAであるが，その多くが市中MRSA（community-acquired MRSA；以下，CA-MRSA）と考えられている[1]．多剤耐性を示す院内MRSA（hospital-acquired MRSA）とは薬剤感受性が異なる．CA-MRSAはβラクタム薬に耐性でも，ST合剤やミノサイクリンが有効であるほか，クリンダマイシンやキノロン系薬，カルバペネム系薬，ファロペネムにも感受性があることが示唆されている[1]．

主な疾患に対する抗生剤処方例[7)8)]を表2に示す．膿瘍がある場合は必要に応じて切開，排膿しドレナージを行う．特に癤や大きな炎症性粉瘤では外科的処置が必須である．7歳以下でCA-MRSA感染が疑われたときには，歯や骨に色素沈着をきたすおそれのあるミノサイクリンではなく，ホスミシン®を処方する[9]．ニューキノロン系抗生剤は，骨成長障害の副作用があるため16歳未満には使いづらい[9]．βラクタム薬アレルギーがある場合は，クリンダマイシン（1回300 mgを1日3回内服または，1回600 mgを8時間ごとに静注）を選択する[10]．

表 2. 主な皮膚軟部組織感染症の処方例(文献 7, 8 より引用, 一部改変)

疾患		抗菌薬	経路	1回投与量	回数	日数	保険適用外
毛包炎・尋常性毛瘡	浅在性の場合	OZNX	外用		1日1回		
		NDFX	外用		1日2回		
		FA	外用		1日2回		
	多発または深在性の場合	CEX	経口	1回 250〜500 mg	1日4回	7 日間	
		CCL	経口	1回 500 mg	1日3回	7 日間	
		MINO	経口	1回 100 mg	1日2回	7 日間	
癤・癰・尋常性膿瘡・エクリン汗腺膿瘍		CEX	経口	1回 250〜500 mg	1日4回	7 日間	
		CCL	経口	1回 500 mg	1日3回	7 日間	
	CA-MRSA が疑われる場合	MINO	経口	1回 100 mg	1日2回	7 日間	
		ST 合剤	経口	1回 2 錠	1日2回	7 日間	☆
	リンパ管炎・リンパ節炎を起こした場合	CEZ	点滴静注	1回 1〜2 g	1日3回	7 日間	
		SBT/ABPC	点滴静注	1回 1.5〜3 g	1日4回	7 日間	☆
伝染性膿痂疹	水疱性膿痂疹	CEX	経口	1回 6.25〜25 mg/kg		7 日間	
		CVA/AMPC	経口	1回 48.2 mg/kg	1日2回	7 日間	
	8歳以上の場合, 右記も可	MINO	経口	1回 2 mg/kg	1日1〜2回	7 日間	
	痂皮性膿痂疹	AMPC	経口	1回 5〜10 mg/kg	1日3〜4回		
		CVA/AMPC	経口	1回 48.2 mg/kg	1日2回	7 日間	
	全身状態がよく比較的限局している場合	NDFX	外用		1日2回		
		FA	外用		1日2回		
ブドウ球菌性熱傷様皮膚症候群		CEZ	点滴静注	1回 20〜40 mg/kg	1日3回		
		SBT/ABPC	点滴静注	1回 20〜50 mg/kg	1日3回		☆
	MRSA が分離された場合	VCM	点滴静注	1回 1 g(または 15 mg/kg)	1日4回		☆
慢性膿皮症		AZM	経口	1回 2 g	1日1回	3 日間	
		RXM	経口	1回 300 mg	1日2回	7 日間	
		LVFX	経口	1回 500 mg	1日1回	7 日間	
丹毒	軽症	CEX	経口	1回 250〜500 mg	1日4回	7 日間	
		CCL	経口	1回 500 mg	1日3回	7 日間	
		CVA/AMPC+AMPC	経口	1回 250 mg / 1回 500 mg	1日2回	7 日間	
	中等度〜重症	SBT/ABPC	点滴静注	1回 1.5〜3 g	1日4回		☆
		CEZ	点滴静注	1回 1〜2 g	1日3回		
蜂窩織炎	軽症	CEX	経口	1回 250〜500 mg	1日4回	7 日間	
		CCL	経口	1回 500 mg	1日3回	7 日間	
	軽症 CA-MRSA	MINO	経口	1回 100 mg	1日2回	7 日間	
		LVFX	経口	1回 500 mg	1日1回	7 日間	
	中等症〜重症	SBT/ABPC	点滴静注	1回 1.5〜3 g	1日4回		☆
		CEZ	点滴静注	1回 1〜2 g	1日3回		
	重症	MEPM	点滴静注	1回 1 g	1日3回		
		VCM 併用検討					

AMPC:アモキシシリン, AZM:アジスロマイシン, CCL:セファクロル, CEX:セファレキシン, CEZ:セファゾリン, CVA/AMPC:クラブラン酸/アモキシシリン, FA:フシジン, LVFX:レボフロキサシン, MEPM:メロペネム, MINO:ミノサイクリン, NDFX:ナジフロキサシン, OZNX:オゼノキサシン, RXM:ロキシスロマイシン, SBT/ABPC:スルバクタム/アンピシリン, VCM:バンコマイシン

文 献

1) MRSA 感染症の治療ガイドライン作成委員会:皮膚・軟部組織感染症(1)皮膚科領域. MRSA 感染症の治療ガイドライン改訂版 2019, 日本化学療法学会・日本感染症学会, pp. 51-59, 2019.

2) Tung-Yiu W, Jehn-Shyun H, Ching-Hung C, et al:Cervical necrotizing fasciitis of odontogenic origin:a report of 11 cases. *J Oral Maxillofac Surg*, **58**:1347-1352, 2000.

3) Suehara AB, Gonçalves AJ, Alcadipani FA, et al : Deep neck infection : analysis of 80 cases. *Braz J Otorhinolaryngol*, **74** : 253-259, 2008.

4) 上ノ土 武, 古江増隆, 松田哲男ほか : 皮膚放線菌症(耳下〜頚部). *J Visual Dermatol*, **1** : 872-873, 2002.

5) 髙橋 彩, 高村さおり, 寺木祐一 : 交通事故による顔面外傷部に生じた皮膚ノカルジア症の1例. 皮膚臨床, **61** : 1913-1916, 2019.

6) 下江敬生, 荒田次郎 : 皮膚科領域細菌感染症. 化学療法の領域, **9** : 2171-2176, 1993.

7) 渡辺晋一, 池田政身, 大石智洋ほか : 皮膚軟部組織感染症. JAID/JSC 感染症治療ガイド 2019, ライフサイエンス出版, pp.183-201, 2019.

8) 山﨑 修 : 皮膚細菌感染症. 第5回 皮膚科感染症サマースクール, マルホ株式会社, pp.46-69, 2020.

9) 馬場直子 :【水疱をどう診る？どう治す？】水疱を生じる皮膚の細菌感染症―伝染性膿痂疹―. *MB Derma*, **292** : 1-9, 2020.

10) 岡 秀昭 : 皮膚軟部組織感染. 感染症プラチナマニュアル 2020 Grande, メディカル・サイエンス・インターナショナル. pp.370-379, 2020.

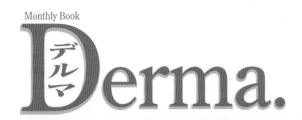

新刊

No.300

皮膚科医必携！
外用療法・外用指導のポイント

MB Derma. No.300 2020年10月増大号
編集企画：朝比奈昭彦（東京慈恵会医科大学教授）
定価（本体価格 5,000円＋税） B5判 186ページ

弊社ホームページへのリンクはこちら！
目次、キーポイントもご覧いただけます！

外用療法・外用指導の基礎から最新知見までまとめた実践書！

前半では基剤の特徴や具体的な使い分け、混合処方など、外用薬と外用療法に関する基礎理論に加え、外用・スキンケア指導の要点を解説。後半では各種皮膚疾患ごとに項目を立て、製剤選択のポイントや外用の工夫・コツについて、エキスパートが最新知見も加え具体的にまとめています。
日常診療で困ったときに読み返したい、充実の1冊です！

▶ CONTENTS

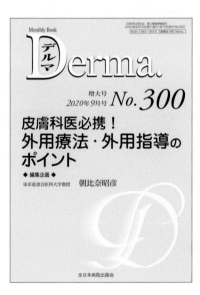

全日本病院出版会　〒113-0033 東京都文京区本郷3-16-4　Tel：03-5689-5989
www.zenniti.com　　　　　　　　　　　　　　　　　Fax：03-5689-8030

MB Derma, 303：39-43, 2020.

◆特集／かおとあたまの皮膚病診療

かおとあたまにみられるウイルス感染症

水川良子*¹　佐藤洋平*²　倉田麻衣子*³

Key words：三叉神経領域(trigeminal area)，ウイルス角膜炎(VZV keratitis)，髄膜炎(meningitis)，ヘルペスウイルス(herpes virus)

Abstract　皮膚病変を生じるウイルス感染症の大多数は，部位を選ばずに全身どこにでも生じ得る．かおとあたまは脳組織に近く，目，鼻，口，耳などの感覚器官を有している点が他部位と異なる特徴である．本稿では，common disease であるウイルス感染症が"かおとあたま"という部位に生じた際の特徴を踏まえ，他部位に生じた場合との違いを含め概説しようと試みた．

はじめに

　皮膚病変を生じるウイルス感染症の大多数は，部位を選ばずに全身どこにでも生じ得る．かおとあたまは脳組織に近く，目，鼻，口，耳などの感覚器官を有している点が他部位と異なる特徴である．当然，神経は密に分布し神経親和性のあるヘルペスウイルス感染症の好発部位である．本稿では帯状疱疹，単純疱疹に加え，皮膚科領域からは報告の少ない VZV vasculopathy などのヘルペスウイルス感染症に関連する疾病を中心とし，疣贅，伝染性軟属腫などのウイルス性の皮膚感染症や，Gianotti-Crosti 症候群，伝染性紅斑，麻疹などの全身性のウイルス発疹症におけるかおやあたまの皮疹につき概説する．

ヘルペスウイルス感染症

1．帯状疱疹

　皮膚科領域で最もよく経験されるウイルス性疾患の代表格で，水痘・帯状疱疹ウイルス(varicella zoster virus；VZV)の再活性化によって生じる．初感染による水痘発症，治癒後に三叉神経節や脊髄後根神経節に潜伏感染し，宿主の免疫状態の低下などにより再活性化し帯状疱疹を生じる．三叉神経領域は肋間神経領域に次ぐ好発部位であり，入院対応になることも多い．かおに生じる帯状疱疹の特徴として，角膜炎などの眼合併症や顔面神経麻痺の出現(Ramsay Hunt 症候群)があり注意が必要である．抗ウイルス剤の投与が適応になるが，症状に応じて入院などの処置が必要になる．

a）眼合併症(図1)

　三叉神経第一枝領域の帯状疱疹の約半数程度に合併するとされる．角膜炎，虹彩炎に加え，急性網膜壊死，視神経炎，外眼筋麻痺を併発することがある[1]．鼻毛様体神経を介して鼻尖部に皮疹を生じるため(Hutchinson 徴候)，同部位に皮疹を認めた場合には必ず眼科診察を依頼する．

b）Ramsay Hunt 症候群(図2)

　耳介の帯状疱疹，顔面神経麻痺，めまい・難聴・耳鳴などの第八脳神経症状を主徴とする疾患群で，末梢性顔面神経麻痺の約15%を占めるとされる．抗ウイルス剤とステロイド全身投与が治療の主体であるが，いずれも早期に適切な治療が行

*¹ Yoshiko MIZUKAWA，〒181-8611 三鷹市新川 6-20-2　杏林大学医学部皮膚科学教室，臨床教授
*² Yohei SATO，同，助教
*³ Maiko KURATA，同，学内講師

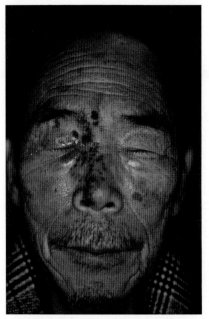

図1. 80歳代, 男性. 帯状疱疹
前額, 眼瞼および鼻背から鼻尖にかけて
皮疹を認める(三叉神経第1枝領域).

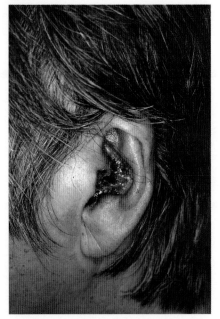

図2. 40歳代, 男性. 帯状疱疹
外耳道から内耳にかけて結痂がある.
めまい, 難聴を伴っていた(Ramsay Hunt
症候群).

われることが重要とされている[2].

c) 脳炎・髄膜炎

帯状疱疹の発症部位にかかわらず脳炎・髄膜炎は発症しうるが, 脳炎・髄膜炎発症の40%は顔面領域と渡辺は報告しており, かおやあたまの帯状疱疹症例では頭痛や髄膜刺激症状に注意する必要がある[3]. 脳炎・髄膜炎の合併を疑った場合には神経内科に速やかに相談する.

d) かおやあたま(三叉神経領域)に生じる帯状疱疹とそれ以外の帯状疱疹に違いはあるのか

三叉神経領域に帯状疱疹が生じた場合, 前述したように神経症状の出現が多く, 他部位の帯状疱疹よりも重篤な印象を受ける. では, 検査データや疫学的なデータは, 発症部位により異なるのであろうか. 我々は2009〜2010年の2年間に帯状疱疹で入院加療した症例のデータベースを作成しており, 今回, このデータベースを元に統計学的解析を行った(表1). 症例は181例(男性83例, 女性98例)で, 2群間での年齢分布に差はない. 発熱や汎発疹の発症にも2群間で有意差はなく, 全身症状における発症部位による大きな差はないように思われる. 一方, 基礎疾患は三叉神経領域以外の帯状疱疹罹患例に多く, Behçet病からHIV陽性, 悪性腫瘍など多岐にわたっていた. そのうち, 悪性腫瘍は三叉神経領域以外の部位に帯状疱疹を罹患する割合が高い傾向があり, 悪性腫瘍合併の約2/3は三叉神経領域以外に罹患していた(36.0% vs 64.0%, 有意差なし). さらに, 三叉神経領域以外の帯状疱疹発症例では約3割が何らかの抗がん剤や免疫抑制剤を使用していた. これらの結果からは, 発症部位により免疫学的背景が異なる可能性が示唆され, 三叉神経領域以外の帯状疱疹症例では, 何らかの免疫抑制状態が存在する可能性があると考えられた.

また初回の検査データでは, 末梢血検査データは肝機能も含めて2群間に有意差はなかったが, HSV IgG抗体価は三叉神経領域以外の帯状疱疹症例で有意に高く, HSVに対する免疫反応の違いが帯状疱疹の発症部位に影響を与えている可能性が示唆された.

e) VZV vasculopathy

皮膚科領域ではあまり認識されていない概念として, VZV vasculopathyというVZVによる頭蓋内血管に生じる血管症がある. 脳梗塞などを引き

表 1. 帯状疱疹発症部位による臨床所見および検査データの比較

	かおやあたま86例 （三叉神経領域）	それ以外 95 例	
男女比（M：F）	46：40	37：58	
年齢（中央値）（range）	70（19〜93）歳	68.5（4〜92）歳	
発熱	36.1%	25.3%	
汎発疹	31.6%	23.2%	
基礎疾患あり	33.7%	56.8%	
悪性腫瘍あり	10.5%	16.8%	
免疫抑制療法の有無	10.5%	28.4%	$p < 0.05$
初回　WBC*	555.3±191.3	5854.7±222.2	
Plt*	20.9±0.7	22.1±0.7	
Glb*	3.5±0.1	3.6±0.1	
VZV　IgG	106.3±26.6	112.2±27.8	
HSV　IgG	49.7±6.8	69.3±7.1	$p < 0.05$

*：平均値±SEM

起こすことがあり, VZV による肉芽腫性血管炎が引き金になり血管壁の傷害や血栓症などを起こす結果, 脳梗塞を生じるとされている. 三叉神経第1枝領域の帯状疱疹では vasculopathy を生じやすいとする報告もあり[4], 皮膚科医としても知っておくべき病態と思われる.

2．単純ヘルペス

単純ヘルペスウイルス（herpes simplex virus；HSV）も VZV と同様に神経への親和性を有するウイルスである. 教科書的には, HSV-1 は口唇など三叉神経領域を中心に生じ, HSV-2 は陰部や臀部などの腰髄・仙髄神経節領域に生じるとされる. 粟粒大前後の小型の水疱が口唇粘膜などに爪甲大程度の範囲に集簇して生じ, 1〜2 週間程度で痂皮化, 治癒する（図3）. 日光露光や感冒時などに同一部位に再燃する. 眼囲に生じた際に, 眼科受診を行うことは言うまでもない.

同一部位に再燃するという臨床的特徴から, 薬疹の特殊型である固定薬疹との鑑別を要する場合がある. 固定薬疹は鎮痛解熱剤（NSAIDs）などを屯用した際に生じる限局性の紅斑で, 色素沈着を残して消退する. 感冒時や月経時などの NSAIDs 服用のタイミングで口唇ヘルペスが生じた場合, 臨床症状のみでは鑑別が困難な場合もある. 固定薬疹でみられる水疱は, ヘルペス性の水疱よりも大型で爪甲大前後の場合が多く, 再燃ごとにその範囲が拡大していく点が口唇ヘルペスとは異なっている.

疣贅, 伝染性軟属腫

疣贅や伝染性軟属腫は, いわゆる common disease で, 日常診療でよくみられるウイルス性の疾病である. 疣贅はヒト乳頭腫ウイルス（human papillomavirus；HPV）の感染により生じ, 皮表の微細な外傷から感染が成立する. 手足に生じる尋常性疣贅が最も一般的に経験されるが, かおや頸部には扁平疣贅が生じやすい. 扁平疣贅は, 常色から淡褐色, 半米粒大程度の扁平隆起する皮疹で, 多発する（図4）. ケブネル現象といわれる, 掻破などの物理的刺激が加わった部位に連続性に皮疹を生じる現象を示す. 治療に難渋することも多いが, かおの扁平疣贅の治療選択肢として液体窒素療法を選択する医師が最多で, ヨクイニン内服が多いことが報告されている[5].

伝染性軟属腫（molluscum contagiosum）は, ポックスウイルスによる生じる. 接触にて感染し, 幼小児に多く躯幹や上肢に好発する. プールではビート板などを介して感染が拡大するとされる. 成人発症自体が稀であるが, 特にかおやあたまに伝染性軟属腫が生じた場合には, HIV 感染症

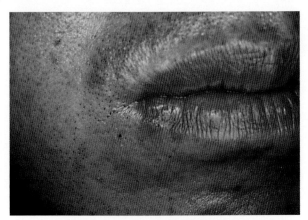

図 3. 30 歳代，男性．口唇ヘルペス
下口唇に小水疱が集簇する．

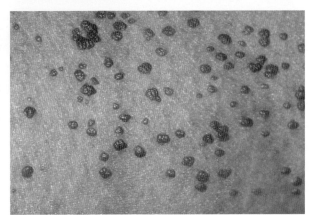

図 4. 20 歳代，男性．扁平疣贅
頸部に多発する．

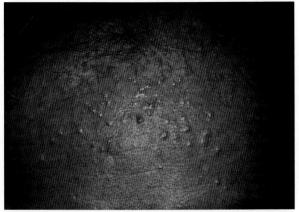

図 5. 40 歳代，男性．前額部に多発する伝染性軟属腫
HIV 陽性．大小様々な中心臍窩のある紅色丘疹が多発
している．

を否定する必要がある[6]．HIV 感染症での伝染性
軟属腫では，かおを含めた全身に多発する傾向が
あること，個疹も通常よりやや大きいことが知ら
れている（図 5）．

ウイルス性発疹症に伴う
かおやあたまの皮疹

麻疹，風疹など様々なウイルス性発疹症がかお
やあたまに皮疹を生じる．かおの皮疹をみただけ
で診断がつく症例もあり，Gianotti-Crosti 症候群，
伝染性紅斑，麻疹について概説する．

1．Gianotti-Crosti 症候群（図 6）

小児のかお（頬部）や四肢伸側，臀部に米粒大ま
での充実性の紅色丘疹を認め，融合傾向に乏し
い．元来は B 型肝炎ウイルスの感染に伴うものと

されていたが，Epstein-Barr（EB）ウイルスやサイ
トメガロウイルス（CMV）によるものが大多数を
占める．

2．伝染性紅斑（図 7）

パルボウイルス B19（PVB19）によるウイルス性
発疹症の 1 つで，「りんご病」といわれるように，
両頬部にびまん性の紅斑を認めることが特徴であ
る．上腕伸側には網目状，レース状といわれる紅
斑を認めることが多い．成人に発症した際には，
一見蝶形紅斑様を呈するために全身性エリテマ
トーデスが鑑別になることがある．PVB19 は溶血
性貧血を引き起こすことがあり，注意が必要であ
る．

3．麻疹，伝染性単核球症（図 8）

麻疹，風疹，伝染性単核球症は，いわゆるウイ
ルス性の全身性発疹症の代表である．顔面以下の
ほぼ全身に，びまん性に紅斑を認める．顔面はや
や腫大し，いずれも眼囲を避ける分布をとる．発
熱を伴い，リンパ節腫脹を認める．臨床症状だけ
では，麻疹，風疹，伝染性単核球症を鑑別するこ
とは難しい．鑑別すべき疾患として，HHV-6 の再
活性化を伴う薬剤性過敏症症候群（DIHS）が挙げ
られる．DIHS でも眼囲を避ける皮疹の分布を認
めるが，薬剤内服の有無などを確認することが診
断の一助になる．

おわりに

今回は，かおとあたまに皮疹を生じるウイルス

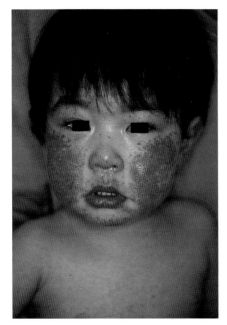

図 6. Gianotti-Crosti 症候群
両頬部を中心に紅色丘疹が多発癒合
している.

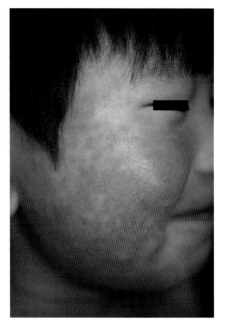

図 7. 伝染性紅斑
頬部を中心にびまん性の潮紅をみる.

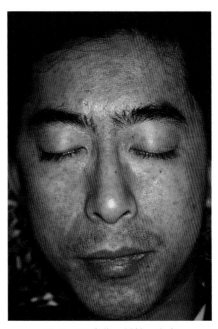

図 8. 30 歳代, 男性. 麻疹
眼囲を避ける紅斑.

性疾患につき概説した. 発症する部位により, 同じウイルスの感染あるいは再活性化により生じても, 発症部位により特徴があることが明らかになった. 我々は, ただ診断するのみでなく, かおやあたまに生じた症例の注意点を忘れないように注意深く症例を観察していく必要があると考えられた.

文 献

1) 宮崎 大：【感染性角膜炎：もうガイドラインでは足りない！】水痘帯状疱疹ウイルス角膜炎：分子病態を把握して診断・治療方針を考える. 臨床眼科, **73**(12)：1431-1435, 2019.
2) 村上信五：【耳鼻咽喉科医が知っておくべきワクチン医療】＜Review Article＞ Ramsay Hunt 症候群—過去・現在・未来. 耳鼻・頭頸外科, **92**(4)：348-359, 2020.
3) 渡辺大輔：皮膚ヘルペスウイルス感染症. *Brain Nerve*, **71**(4)：302-308, 2019.
4) 波止聡司ほか：皮疹の治癒から 4 か月後に発症した水痘-帯状疱疹ウイルス血管症による若年性脳梗塞の 1 例. 臨床神経学, **58**(3)：182-187, 2018.
5) 川島 眞：ウイルス性疣贅における治療実態調査. 臨床医薬, **28**(11)：1101-1110, 2012.
6) Motegi S, et al：Complete resolution of facial molluscum contagiosum in a HIV-infected patient by antiretroviral therapy. *J Dermatol*, **45**：e49-e50, 2018.

MB Derma, 303：44-51, 2020.

◆特集／かおとあたまの皮膚病診療

かおやあたまにみられる真菌感染症

福田知雄*

Key words：白癬(tinea)，カンジダ(*Candida*)，マラセチア(*Malassezia*)，スポロトリコーシス (sporotrichosis)，黒色真菌症(chromomycosis)

Abstract 皮膚真菌症は日常診療においてよく遭遇するありふれた疾患で，顔面，頭部にも生じ得る．他部位の皮膚真菌症と同様にその大多数を表在性皮膚真菌症が占め，ときに少数の深在性皮膚真菌症を経験する．疾患としては表在性皮膚真菌症である白癬，カンジダ症，マラセチア関連皮膚疾患と，深在性皮膚真菌症ではスポロトリコーシス，黒色真菌症を押さえておく必要がある．皮膚真菌症の診断には真菌検査が有用で，そのなかでも迅速診断ができる直接鏡検が重用とされ，原因菌の同定のため真菌培養が必要に応じて行われる．深在性皮膚真菌症など，臨床像からの確定診断が難しい症例では病理組織検査が診断の助けになることがある．その他の検査としては皮内反応，Wood 灯試験がある．皮膚真菌症の治療には抗真菌薬による外用療法もしくは内服療法が行われる．表在性皮膚真菌症は外用療法が基本で，頭部白癬と深在性皮膚真菌症では内服療法が原則となる．糖尿病，膠原病など免疫が低下する基礎疾患，治療薬が投与されている症例では重症化，難治化するので注意を要する．

はじめに

　皮膚真菌症は日常診療においてよく遭遇するありふれた疾患で，皮膚科新患患者の 13.8% を占める．皮膚真菌症はその寄生部位により，表皮や毛包に限局する白癬，カンジダ症，マラセチア関連皮膚疾患などの表在性皮膚真菌症と，真皮以下を寄生の主座とする深在性皮膚真菌症に大別される[1]．他部位と同様，顔面，頭部においてもその大多数を表在性皮膚真菌症が占め，ときに少数の深在性皮膚真菌症を経験する．本稿においては押さえておくべき皮膚真菌症として，表在性皮膚真菌症の白癬，皮膚・粘膜カンジダ症，マラセチア関連皮膚疾患，深在性皮膚真菌症のスポロトリコーシス，黒色真菌症などを解説する．

* Tomoo FUKUDA，〒350-8550 川越市鴨田 1981 埼玉医科大学総合医療センター皮膚科，教授

表在性皮膚真菌症

1．白　癬

a）顔面白癬

　手背，足背，顔面を含め，生毛が生じている部分の白癬を体部白癬と呼ぶ．通常痒みが強く，中心治癒傾向を伴う境界明瞭な紅斑が環状に生じ，鱗屑を付ける(図 1)．顔面では炎症が軽微で境界が不明瞭な例があり，欧米では注意を喚起するためにあえて tinea faciei と記載されている[2]．顔面の白癬では，誤診によるステロイド含有軟膏の外用で臨床像に修飾が加わり，非典型的な臨床像をとる例(異型白癬；図 2)を認めることがあるので注意を要する．

　直接鏡検で菌要素が確認されれば診断がつくが，偽陰性の場合があるので臨床的に白癬が疑われる場合には真菌培養を行ったほうがよい．

　治療は抗真菌薬の外用が基本となる．しかしながら，外用薬の塗布が十分に行えない例，再発を

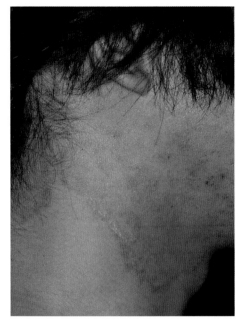

図 1. 31歳, 男性. 顔面白癬
顔面から頸部にかけて遠心性に拡大する
環状紅斑. 紅斑辺縁部の鱗屑の真菌鏡検
で菌要素を確認後, 抗真菌薬を外用させ
3週間で治癒した.

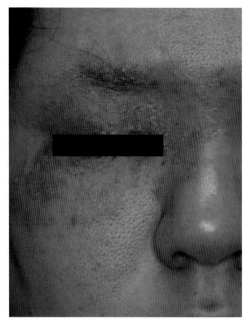

図 2. 19歳, 女性. 異型白癬
上眼瞼炎に始まり, ステロイド含有軟膏の外用を
続けたところ鼻背, 頬部にまで紅斑が拡大した.
紅斑辺縁部からの真菌鏡検で菌要素を確認, 抗真
菌薬外用に変更し軽快した.

繰り返す例では内服療法が選択されることがある.

b）頭部白癬

国際的には頭部に生じた白癬はすべて tinea capitis とまとめられているが, 本邦では頭部(浅在性)白癬とケルスス禿瘡に分類することが多い. 落屑斑型(シラクモ型, gray patch ringworm)では境界明瞭なほぼ円形の病巣を形成し, 表面に灰白色の鱗屑がみられ, 毛髪が疎になるが, 炎症はない(図3). 黒点型(black dot ringworm)では境界不明瞭な円形または不整形の鱗屑のほとんどない脱毛斑が認められる. 病毛は脆弱になり皮膚面で切断され, とぐろを巻いて毛孔に充満し黒点を形成する(図4). ケルスス禿瘡は皮膚糸状菌が毛幹に沿って毛囊内に侵入し毛囊を破壊, その結果, 激しい化膿性炎症を真皮, 皮下組織に引き起こす. 急性の経過をとり, 多発する膿疱が特徴的である(図5). 炎症の強い例では疼痛が著しい. 原因菌によっては腫瘤性病変を形成することもある(図6)[3].

診断には真菌検査が必要で, 容易に抜去できる

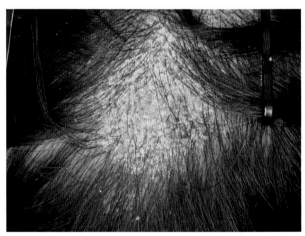

図 3. 6歳, 女児. 頭部白癬(文献3より)
M. canis 感染により生じた後頭部の鱗屑を付す脱毛局面

毛髪や黒点の毛包内容を直接鏡検し, 同時に真菌培養を行う(図7, 8). 特殊検査として Wood 灯検査があり, *Microsporum* 属による感染では *M. gypseum* の一部の株を除いて毛髪が明るい黄緑色の蛍光を, また *Trichophyton* 属では *T. schoenleinii* のみが暗緑色の蛍光を発し, 迅速診断に役立つ[2]. 診断が困難な場合は病理組織学的検査が

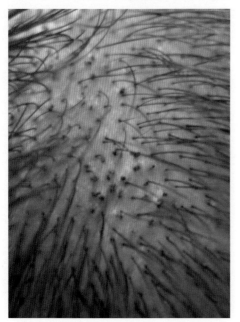

図 4. 47 歳, 女性. 頭部白癬（文献 3 より）
T. tonsrans 感染により生じた black dot ri-
ngworm（神奈川はた皮膚科クリニック,
畑 康樹 院長より提供）

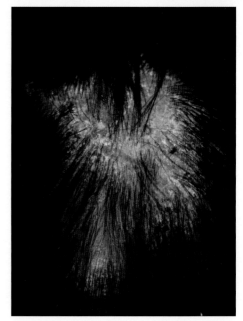

図 5. 6 歳, 男児. ケルスス禿瘡（文献 3 より）
T. mentagrophytes 感染により生じた赤色調で
炎症所見の強い脱毛局面

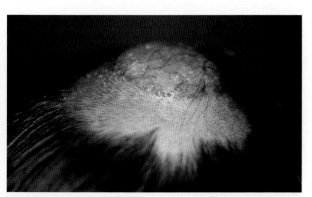

図 6. 7 歳, 男児. ケルスス禿瘡（文献 3 より）
M. gypseum 感染により生じた頭頂部の腫瘤性病変

診断の助けになることがあるため，生検は積極的
に行うとよい（図 9）.

治療は抗真菌薬の内服で，イトラコナゾール，
テルビナフィン塩酸塩が用いられる．イトラコナ
ゾールは 50〜100 mg/日，テルビナフィン塩酸塩
は 125 mg/日の連用が通常用いられ，これを 2〜3
か月内服させる.

2. 皮膚・粘膜カンジダ症

Candida 属真菌は消化管，粘膜，皮膚に常在す
る真菌で，皮膚と粘膜に感染症を引き起こす．主

な原因菌は *C. albicans* で，*C. glabrata*, *C. para-
psilosis*, *C. tropicalis*, *C. krusei* など他菌種が病
原となることもある．皮膚の浸軟，多汗，ステロ
イド含有軟膏の誤用などが誘因となるほか，特に
重症例，難治例では糖尿病，膠原病など免疫が低
下する基礎疾患，治療薬が関与している可能性が
ある.

診断には直接鏡検，真菌培養が有用で，直接鏡
検では *Candida* 属特有の仮性菌糸と密集する分生
子が，真菌培養では数日で乳白色の光沢のあるコ
ロニーが生じてくる（図 10）[2].

治療は，有効な抗真菌薬を連日 1〜2 回外用する
ことで，皮膚カンジダ症はおおむね 2 週間以内に
治癒する．口腔の粘膜カンジダ症に対してはミコ
ナゾールゲル，アムホテリシン B シロップによる
局所療法を行う．重症例，難治例では内服療法が
推奨されている[2].

a) カンジダ性口角びらん

Candida による口角炎では，口唇の端が赤く腫
れ，亀裂，浸軟した鱗屑が生じてくる．痛みを伴
うこともあり，口角だけでなく，口唇，口唇周囲
に炎症所見が拡大することもある（図 11, 12）.

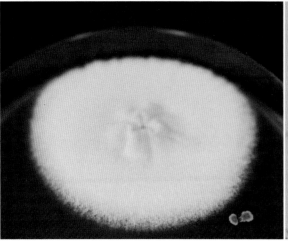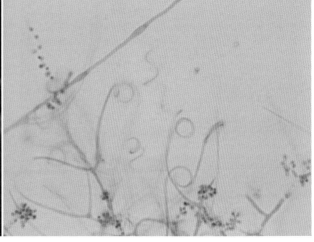

a | b

図 7. 図5症例の真菌培養所見（文献3より）

　a：病毛をサブローブドウ糖寒天培地に接種し，25℃下，21日間培養時の白色粉末状コロニー

　b：スライドカルチャー所見．*T. mentagrophytes* に特徴的ならせん体が認められる．

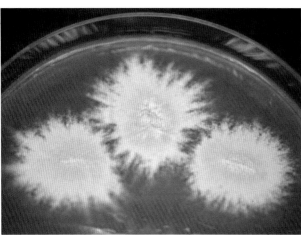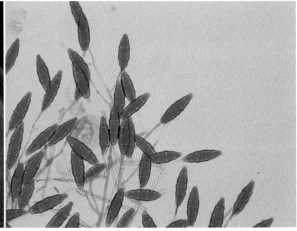

a | b

図 8. 図6症例の真菌培養所見（文献3より）

　a：病毛をサブローブドウ糖寒天培地に接種し，25℃下，7日間培養時の淡黄色から黄褐色の
　　粉末状コロニー

　b：スライドカルチャー所見．*M. gypseum* に特徴的な紡錘形の大分生子が認められる．

図 9.
図6症例の病理組織学的所見（PAS染色）
（文献3より）
毛嚢内に侵入した菌要素，周囲の激しい炎症所見が
認められる．

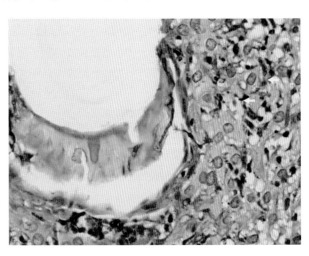

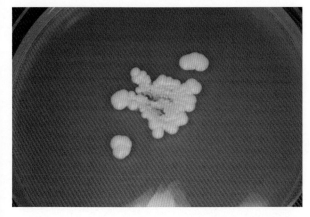

図 10.
サブローブドウ糖寒天培地に接種し，25℃下，
7日間培養時の光沢ある乳白色のペースト状
コロニー（*C. albicans*）

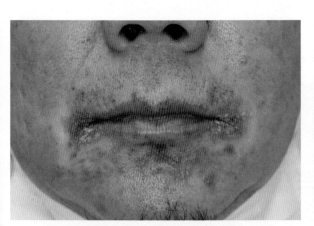

図 11. 54歳，男性．カンジダ性口角びらん
ステロイド含有軟膏の外用で悪化した口角部，口唇，
口唇周囲の紅斑．口角部では浸軟した鱗屑を認め，
口唇周囲には小膿疱が多発している．

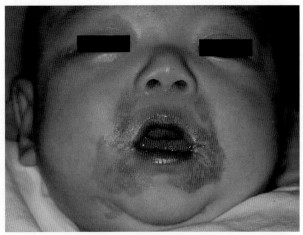

図 12. 生後3か月，男児．カンジダ性口角びらん
乳幼児に生じた本症が，口角，口唇，口唇周囲に留まらず，
眼周囲にも紅斑が拡大している．

b）口腔カンジダ症

口腔の粘膜カンジダ症は乳児，高齢者，局所・全身の免疫不全患者に好発する．口腔内に白苔が生じる偽膜性カンジダ症（図13, 14），舌乳頭が萎縮し舌や口腔粘膜が発赤する萎縮性カンジダ症，ロイコプラキア病変を作る慢性肥厚性カンジダ症の病型がある[4]．

3．マラセチア関連皮膚疾患

マラセチアが関与する皮膚疾患には，脂漏性皮膚炎，癜風およびマラセチア毛包炎が含まれ，アトピー性皮膚炎の増悪因子の1つであることも知られている．頭頸部は脂漏性皮膚炎の好発部位である．ヒトに寄生する *Malassezia* 属真菌は現在10種類確認されており，脂漏性皮膚炎では *Malassezia restricta* が優位であることが知られている[2][5]．

脂漏性皮膚炎には，生後4〜8か月後までに自然に消退していく乳児型と，思春期以降に出現して長期間持続する成人型がある．臨床的な特徴は，油性で黄色調の鱗屑を有する境界が比較的明瞭な紅斑で，頭部ではフケ症として認識されていることが多い．

診断は直接鏡検および真菌培養による．マラセチアの増殖には脂質が必要なため，培地には脂質を添加したマラセチア用のものを準備する必要がある．

脂漏性皮膚炎の治療では，ステロイド含有外用薬は短期的な使用が勧められ，長期的な使用では抗真菌薬外用が効果もあり，安全である．

4．深在性皮膚真菌症

深在性皮膚真菌症は表在性に比べ稀な感染症

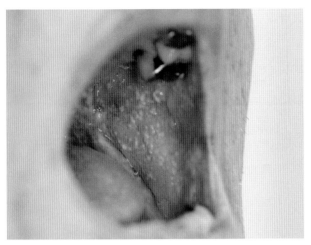

図 13. 81 歳，男性．口腔カンジダ症
胃癌で胃全摘後，口内炎に対しケナログ®口腔用軟膏の
外用を続けていたところ，頬粘膜に細かい白苔が多発し
てきた．

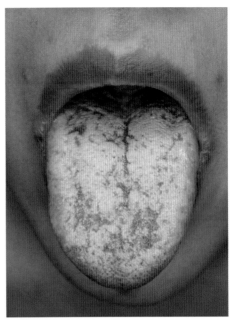

図 14. 34 歳，女性．口腔カンジダ症
SLE で通院，ステロイド内服加療中．舌が
発赤し，剝がれやすい白苔が付着している．
希釈したファンギゾン®シロップの含嗽で
軽快するが，再発を繰り返している．

で，外傷を契機に菌が真皮以下に入り込む原発性
と，他臓器の真菌症から血行性に転移した続発性
に分けられる．頭頸部に生じるものは外傷を契機
にした原発性が多い．

a）スポロトリコーシス

　本症は自然の土壌や草木に腐生的に生息する真
菌が，外傷部位から侵入して発症する．原因菌は
Sporothrix schenckii と考えられていたが，近年の
分子生物学的手法による分類により *S. globosa* が
主原因菌であることが確認された．

　臨床型は固定型（限局型），リンパ管型，播種型
に分類され，頭頸部に生じるのはおおむね固定型
で，潰瘍やびらん，痂皮を伴った紅色結節などの
臨床像を呈する．

　診断は病理組織学的検査と生検組織を用いた真
菌培養で菌が確認されると確定する．ときにスポ
ロトリキン反応用抗原を用いた皮内反応が診断の
一助になることがある．

　治療は内服療法が主体で，ヨードカリ，イトラ
コナゾール，テルビナフィン塩酸塩のいずれかが
選択される．病変が限局している場合には病変の
外科的切除が行われることもある．

b）黒色真菌症

　本症は黒色真菌による感染症で，皮膚では主に
表在性の黒癬（tinea nigra），深在性の黒色分芽菌
症（chromoblastomycosis），黒色菌糸症（phaeohy-
phomycosis）の3つに対して使われることが多い．
黒色真菌は土壌や腐敗した植物など自然界に広く
腐生し，外傷などを契機に皮膚に侵入する．頭頸
部に生じるのはおおむね黒色分芽菌症で，臨床的
には鱗屑性局面から始まり，数か月から数年かけ
て緩慢に進行し，角化性局面（図 15），疣状，腫瘤
状へと変化する．真皮内では胞子型の寄生形態を
とる．

　直接鏡検で，病変部の鱗屑・痂皮からの検体に
暗褐色で厚い細胞壁をもつ大型球形の sclerotic
cell が見つかれば臨床診断は容易である．そして，
病理組織学的検査と生検組織を用いた真菌培養で
菌が確認されると診断は確定する（図 16～18）[6]．
黒色分芽菌症の主原因菌はほぼ *Fonsecaea pedro-*

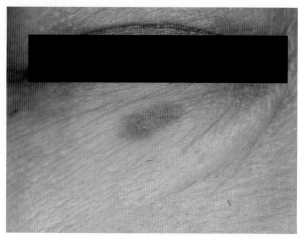

図 15. 64歳，女性．*F. monophora* による黒色分芽菌症
（文献 7 より）

糖尿病で内服加療中．5か月前に右下眼瞼の紅斑に気づき，ステロイド含有軟膏を外用していたが拡大した．わずかに鱗屑を付す紅褐色局面で，中央部が若干陥凹している．病変が限局していたため外科的に切除した．

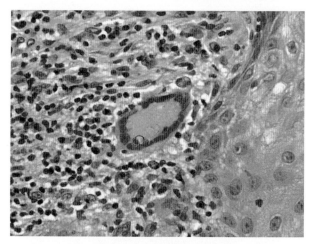

図 16. 図15症例の病理組織学的所見（PAS 染色）
（文献 7 より）

巨細胞内に褐色でやや大型の分生子が認められる．

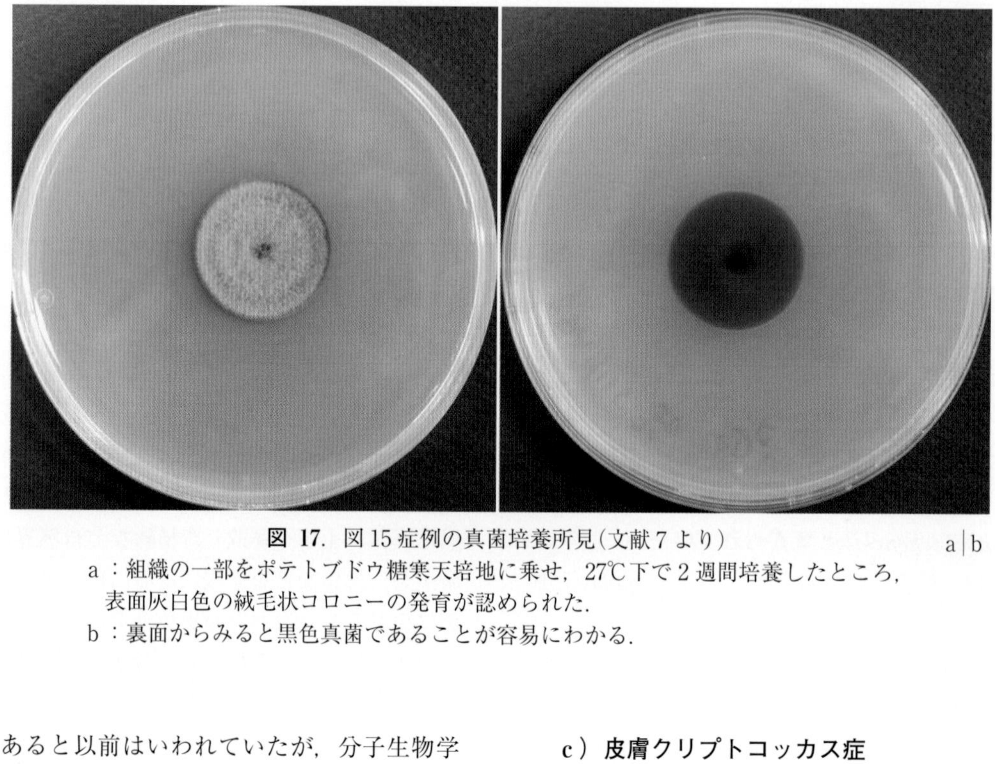

図 17. 図15症例の真菌培養所見（文献 7 より）　　　　　a|b
a：組織の一部をポテトブドウ糖寒天培地に乗せ，27℃下で2週間培養したところ，表面灰白色の絨毛状コロニーの発育が認められた．
b：裏面からみると黒色真菌であることが容易にわかる．

soi であると以前はいわれていたが，分子生物学的手法の導入により菌名，分類が変わり，過去の同定結果の見直しがなされ，現在は *F. monophora* が主原因菌となっている[7]．

　治療は確立されておらず，抗真菌薬が単剤もしくは多剤で用いられる．病変が限局している場合には病変の外科的切除が推奨されている．

c）皮膚クリプトコッカス症

　クリプトコッカス症の主原因菌である *Cryptococcus neoformans* はハトなど鳥類の堆積糞，土壌などに存在し，経気道的に感染することが多いが，皮膚原発型では，外傷などにより経表皮的に感染して皮膚病変を生じる．頭頸部，四肢の順に好発し，丘疹，膿疱，結節，腫瘤，紅斑，潰瘍，皮下結節，蜂窩織炎様，肉芽腫様など多彩な臨床像

を呈する．日和見感染症の性格を持つ感染症で，AIDS診断のための表示疾患に指定されている．

真菌鏡検，真菌培養，病理組織学的検査，血清診断を駆使して診断をつける．

内服療法が基本であるが，病変が限局している場合には病変の外科的切除のみで十分なこともある．

おわりに

足白癬，爪白癬に比べれば遙かに患者数は少ないが，頭頸部の皮膚真菌症を忘れてはならない．頭頸部の皮膚真菌症において最も大切なことは，真菌症の可能性を疑うことである．表在性皮膚真菌症は臨床像が典型的であれば診断は容易なことが多いが，ときに思い込みが誤診を招く．そして，ケルスス禿瘡，深在性皮膚真菌症は臨床像のみでの診断が難しい．皮膚真菌症では，頭頸部を含むいずれの場所においても，誤診を防ぐために思い込みを避け，真菌鏡検，真菌培養，病理組織検査などの真菌検査を積極的に行い，診断を確定させてから治療を行うことが重要である．

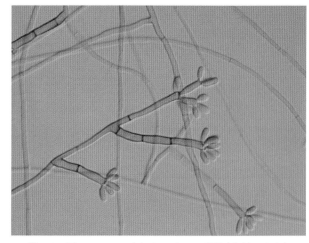

図 18. 図17のスライドカルチャー所見（文献7より）シンポジオ型の分生子形成が認められる．

文　献

1) 日本医真菌学会疫学調査委員会（委員長：清　佳浩）：2006年次皮膚真菌症疫学調査報告．*Med Mycol J*, **53**：185-192, 2012.
2) 日本皮膚科学会皮膚真菌症診療ガイドライン改訂委員会（委員長：望月　隆）：日本皮膚科学会皮膚真菌症診療ガイドライン2019．日皮会誌, **129**：2639-2673, 2019.
3) 福田知雄：教育シリーズ：Superficial mycosis 頭部白癬．*Med Mycol J*, **52**：7-13, 2011.
4) 田邉　洋：【足下を固める真菌症診療】皮膚カンジダ症．*MB Derma*, **269**：41-48, 2018.
5) 杉田　隆：【足下を固める真菌症診療】マラセチアとマラセチア皮膚炎の発症機序．*MB Derma*, **269**：49-54, 2018.
6) 楠原正洋：【足下を固める真菌症診療】深在性皮膚真菌症の現状．*MB Derma*, **269**：64-71, 2018.
7) 三友貴代，牛込悠紀子，福田知雄ほか：分子系統解析により *Fonsecaea monophora* と同定された chromomycosis の2例．*Med Mycol J*, **57**：133-139, 2016.

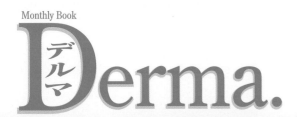

好 評

Derma.

No.288

実践！
皮膚外科小手術・
皮弁術アトラス

2019 年 10 月増大号
編集企画：田村　敦志（伊勢崎市民病院主任診療部長）
定価（本体価格 4,800 円＋税）　B5 判　182 ページ

皮膚外科のエキスパートが注意点とコツを余すことなく解説！

部位ごとの注意点、疾患の病態、患者の希望を加味した治療を行うための要点をまとめ、デザインや手術手技のコツ、合併症を避けるための工夫などを、皮膚外科のエキスパートがわかりやすく解説。基礎から応用までビジュアルで学べる、皮膚外科を行うすべての医師にご覧いただきたい一書です。

▶ CONTENTS

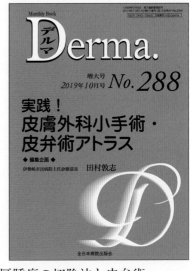

 （株）全日本病院出版会　www.zenniti.com

〒 113-0033　東京都文京区本郷 3-16-4　　電話（03）5689-5989　　FAX（03）5689-8030

MB Derma，**303**：53-62，2020.

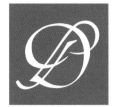

◆特集／かおとあたまの皮膚病診療

かおとあたまにみられる膠原病の皮膚症状

谷川瑛子*

Key words：エリテマトーデス(lupus erythematosus)，皮膚筋炎(dermatomyositis)，強皮症(systemic sclerosis)，限局性強皮症(localized morphea)，シェーグレン症候群(Sjögren syndrome)，IgG4関連疾患(IgG4 related disease)

Abstract 膠原病と類縁疾患は多くの疾患を含み，その皮膚症状は多彩である．それらの皮疹は顔と頭など観察しやすい部位に現れることが多く，しばしば疾患の確定診断に役立つ．一般的に膠原病の「特異疹」(当該疾患にしかみられない皮疹)の診断は比較的容易である．しかし，酒皶は SLE の頬部紅斑，脂漏性皮膚炎は皮膚筋炎との鑑別を要するのと同様に，一部の膠原病で初発の皮膚症状が一般的な皮膚疾患に類似することを念頭に置く必要がある．また，顔面と頭部に膠原病を疑う皮疹がある場合はさらに両耳，両手，躯幹なども合わせて観察することで，より多くの確定診断に役立つ情報が得られ，早期診断と治療を可能にし，予後改善にもつながる．本稿では，限られた誌面ではあるが，膠原病とその類縁疾患にみられる皮疹を可能な限り幅広く提示する．

はじめに

膠原病と類縁疾患は多くの疾患を含み，その皮膚症状も多彩である．古くから皮膚は内臓の鏡といわれ，皮疹は様々な全身性疾患のサインとして現れ，我々皮膚科医は皮膚症状から内臓病変を見つけることができる類い稀な診療科である．膠原病の皮膚症状は疾患により異なるが，顔，頭，手，耳，躯幹などに特徴的な症状を現し，確定診断の手がかりとなる．SLE の蝶形紅斑，皮膚筋炎のヘリオトロープ疹のように当該疾患だけにみられる症状は「特異疹」として知られ，診断に極めて重要な皮疹である．本稿では，顔と頭にみられる膠原病の皮膚症状を代表的なものから比較的稀な症状まで，初期症状を含めて臨床像を提示する．

顔にみられる膠原病の皮膚症状

顔には様々な膠原病の皮膚症状が現れる．ここでは代表的な SLE，皮膚筋炎，強皮症などでみられる皮膚症状について解説する．

1．全身性エリテマトーデス(systemic lupus erythematosus；SLE)

SLE 患者の約80％は何らかの皮膚症状を有し，約25％の症例が皮膚症状で初発する．皮疹は多彩であり，顔面が好発部位である．2012年の SLE 分類基準(SLICC)では，皮膚症状が改定前の2項目から10項目以上に増え，その診断に皮膚科医が果たす役割は大きい．SLE の特異疹は ACLE，SCLE，CCLE の3つに大きく分けられている．

a）急性皮膚エリテマトーデス(acute cutaneous lupus erythematosus；ACLE)

⑴頬部紅斑：蝶形紅斑(図1)は急性発症時に出現することが多く，日常診療でよくみられる頬部紅斑を(図2, 3)に示す．

頬部紅斑は紅色から暗赤色で軽度浸潤を触れ，

* Akiko TANIKAWA, 〒160-8582 東京都新宿区信濃町35 慶應義塾大学医学部皮膚科学教室,准教授

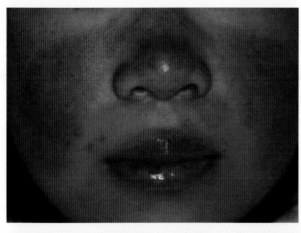

図 1.
典型的な蝶形紅斑

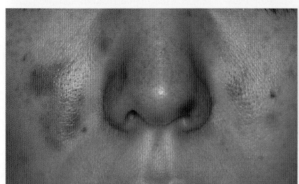

a | b

図 2.
SLE 患者の頬部紅斑(a)と同一患者の左耳介に
散在する DLE(b).

様々な形状を呈し，多発することが多い．上記紅斑を有する患者のうち，SLE の分類基準を満たさないが，血液検査で複数項目に陽性所見があり，限りなく SLE に近いグループは pre SLE, subclinical SLE, ILE(intermediated lupus erythematosus)など様々な名称で呼ばれている．一方，分類基準を満たすが，臓器症状がなく，倦怠感，脱毛，微熱，関節痛などの軽症患者は pre SLE 患者と同様，治療の第一選択はヒドロキシクロロキン(HCQ)であり，奏功することが多い．

　一方，皮疹のみの場合は遮光と生活指導後，ステロイドまたはタクロリムス軟膏の外用薬から治療を試みる．ストロングクラス以上のステロイドは有効であるが，3 週を超える長期外用は副作用

の観点から推奨されず，内服への変更を要する．

　b）亜急性エリテマトーデス(subacute lupus erythematosus；SCLE)

　Sontheimer により 1979 年に提唱された SLE のsubtype で[1]，白人女性の露光部と体幹に好発し，抗 SS-A 抗体陽性，光線過敏，予後良好などの特徴を持つ．皮疹は連圏状紅斑(annular-polycyclic form)，乾癬様皮疹(papulo squamousform/psoriasis form など)と記載され，本邦では少ない．

　c）慢性皮膚エリテマトーデス(chronic cutaneous lupus erythematosus；CCLE)

　(1) 古典的円板状エリテマトーデス(discoid lupus erythematosus；DLE)：限局型(頸部より上)(図 4)，汎発型(頸部上下の播種状円板状エリ

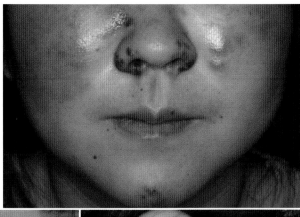

図 3.
SLE 患者に頬部紅斑(a)，血管炎様皮疹(b)，右下耳介のDLE(c)が同時にみられた症例

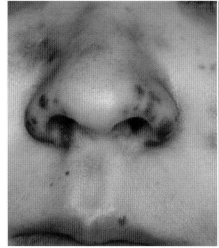

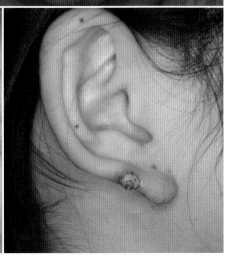

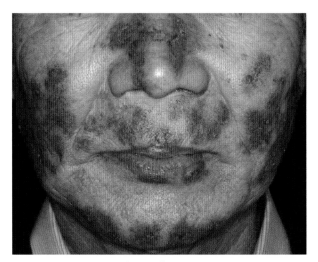

図 4. 顔面に多発した DLE

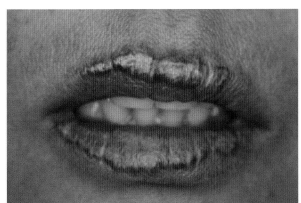

図 5. 口唇にみられた肥厚型 DLE

テマトーデス：WDLE)，肥厚型(疣状)DLE などがある(図5)．DLE では SLE(10〜30%)へ移行する可能性があり，疾患特異抗体(dsDNA 抗体，抗Sm抗体など)陽性例とWDLEは注意が必要である．

(2) **凍瘡状エリテマトーデス**：手指背面に角化性

紅斑がみられ，非特異疹の凍瘡様紅斑と鑑別が必要である．

(3) **深在性エリテマトーデス(lupus erythematosus profundus；LE profundus)**：ループス脂肪織炎ともいわれ，顔面，上肢，臀部に好発する．

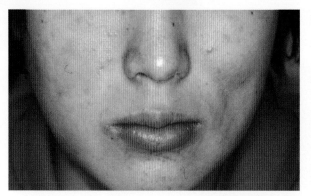

図 6. 深在性エリテマトーデス．左頬部の治癒後
陥凹性病変

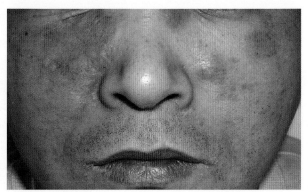

図 7. Lupus erythematosus tumidus

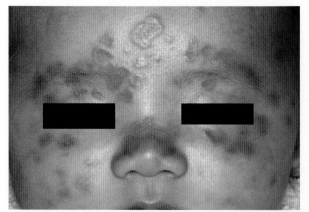

図 8. NLE．爪甲大までの不整形，一部環状を呈する
浸潤性紅斑

比較的境界明瞭な皮下硬結，または皮下硬結を伴う浸潤性紅斑，治癒後に非可逆性の陥凹性局面を残すことが特徴である（図6）．確定診断に皮膚生検が必須である．迅速な診断と早期の治療開始が求められる病型である．治療はジアフェニルスルホン（DDS），HCQ，ステロイド内服または局注，免疫抑制剤の併用などがある．この病型へのHCQ の奏功率は低く，筆者は早期に短期ステロイド内服と HCQ の併用，ステロイドを最低限（または中止）＋HCQ が再燃抑制に有用な例を経験している．

(4) Lupus erythematosus tumidus：臨床的に顔面に浮腫性紅斑が多発し（図7），抗核抗体陽性，病理組織学的に多量のムチン沈着が確認される．CCLE から独立した項目としての分類が提案されているが[2]，結論に至っていない．本邦では稀であり，治療は HCQ が著効する．

(5) エリテマトーデス/扁平苔癬（LE/LP）over-lap 症候群：臨床，病理，免疫組織学的所見が LE と扁平苔癬様変化をきたす病型である．

d）新生児エリテマトーデス（neonatal lupus erythematosus；NLE）

母体の抗 SS-A/SS-B 抗体が関与して，新生児に環状紅斑をはじめとする皮膚症状，心病変などの障害を生じる後天性の自己免疫症候群である．皮疹は生後〜20 週ごろに出現し，通常 6 か月以内，長くても 1 年前後で消失する（図8）．血清抗体価も皮疹の改善とともに消退する．次の妊娠で新生児ループスを合併するリスクは，前児の心病変は約 10 倍，皮膚病変は約 5 倍高くなる．NLE の約半数は無症候性の母親に生じるため，児の特徴的な皮膚病変から新生児ループスを疑い，母親の抗 SS-A/SS-B 抗体を測定することが大切である[3)4)]．

2．シェーグレン症候群（Sjögren syndrome；SS）

SS では環状紅斑と浸潤性紅斑がみられる（図9，10，環状と浸潤性紅斑）．臨床的に C 字型または環状の堤防状に隆起する浸潤性紅斑であり，ときに痂皮を付着することもある[5)]．アジアでは皮疹の 80％が顔面にみられ，対照的に欧米では躯幹に多く，SCLE との異同が論じられている．現段階では人種と HLA の違いによる表現型の違いと理解されている[6)]．

3．再発性多軟骨炎（relapsing polychondritis；RP）

軟骨に原因不明の炎症を繰り返し起こす予後不

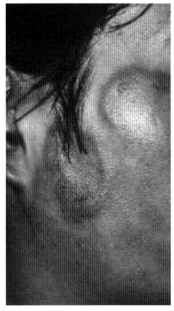

図 9. SS 患者にみられた
堤防状に隆起する C 字
型と環状紅斑

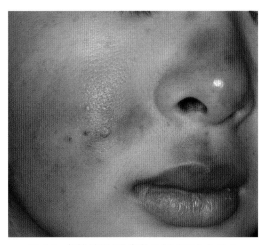

図 10. 急性発症 SS 患者の顔面にみられた
多発浸潤性紅斑

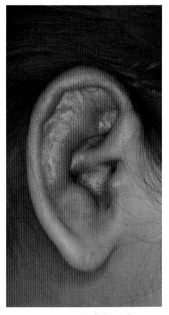

図 11. 再発性多軟骨炎の
典型像. 耳垂を避け
るのが特徴

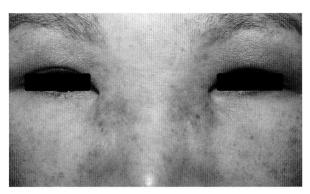

図 12. ヘリオトロープ疹の典型像

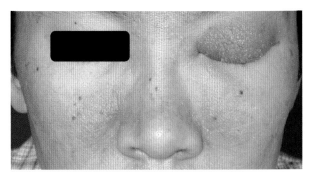

図 13. 片側ヘリオトロープ疹

良の疾患である. ときに耳介軟骨のみに症状が現れ, 全身症状は必ず確認する. 皮疹は耳垂を除く耳介全体の発赤と腫脹が特徴であり, 片側のときもある. 約 1/3 の症例が血管炎または他の膠原病を合併することが知られている[7](SS に伴う症例, 図 11).

4. 皮膚筋炎

原因不明の自己免疫性炎症性筋疾患で, 体幹, 四肢近位筋, 頸筋, 咽頭筋などの筋力低下を主症状とする. 特徴的な皮膚症状を呈する場合は皮膚筋炎と呼ぶ[8].

a) ヘリオトロープ疹

両側上眼瞼の紫紅色調浮腫性皮疹(図 12). 稀に片側に出現すること(図 13)があり, 甲状腺疾患, リンパ腫との鑑別が重要である.

b) 顔面紅斑

① 脂漏部位紅斑[9](図 14)は日本人に多いとされる. 一方, ② 蝶形様紅斑がヘリオトロープ疹より優位な症例もみられ, SLE との鑑別が問題になる(図 15). 脂漏性皮膚炎に注意し, 他に酒皶, アトピー性皮膚炎との鑑別も必要である. ③ 片側顔面の腫脹で発症する症例もあり, 偽リンパ腫, 丹毒との鑑別が必要である(図 16). 確定診断は全身症状, 検査所見などを含めて総合的に行う. 悪性腫瘍の合併率は 30% といわれ, 治療前の悪性腫瘍の検索は必須である. 治療は全身症状に応じて行う.

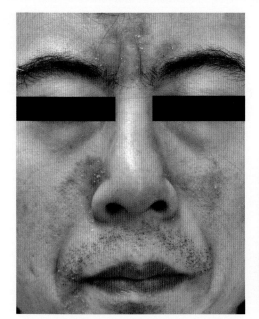

図 14. 脂漏部位紅斑

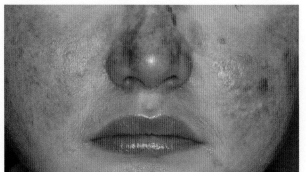

図 15. ヘリオトロープ疹より蝶形様紅斑が主体の
　　　皮膚筋炎

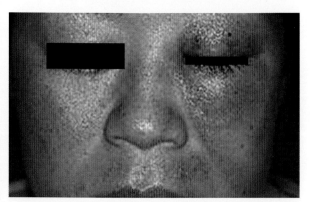

図 16. 偽リンパ腫を疑われた顔面片側発赤腫脹で
　　　発症した皮膚筋炎

c）小児皮膚筋炎（図 15）

　紫外線は皮疹を増悪させるため，遮光指導が重要である．TIF-1γ 陽性例は成人例と異なり，悪性腫瘍との相関より重症皮膚病変との関連が示唆されている[10].

5．強皮症（systemic sclerosis；SSc）

　SSc は全身性硬化型と限局性皮膚硬化型に分類される．前者は臓器を含む全身性の硬化と線維化をきたすのに対し，限局性強皮症では肘，膝関節より遠位の四肢末梢に限局する．顔面の仮面様顔貌は経年的な変化として現れる.

　一方，localized scleroderma は左右非対称性な

皮膚の限局性硬化性病変に対して記載された病名で，斑状強皮症と線状強皮症に分類される．線状強皮症が約半数，斑状強皮症は約 40%，汎発型限局性強皮症が約 10% とされている．抗核抗体，抗ssDNA 抗体，リウマトイド因子などの免疫血清学的異常もみられる[11].

a）斑状強皮症

　円形から類円形の境界明瞭な硬化性局面，初期病変ではときに辺縁に紅斑がみられ，lilac ring と呼ばれている（図 17）．治療はエキシマランプの有効性が報告されている.

b）線状強皮症

　小児と若年者に多くみられる病型である．顔面や頭部の傍正中部に生じた線状強皮症を特に剣創状強皮症（sclérodermie en coup de sabre）と呼ぶ（図 18）．被髪頭部に生じると瘢痕性脱毛になる．斑状と線状強皮症が多発するものを汎発型斑状強皮症と呼んでいる．また色素沈着もみられる（図19）.

c）進行性顔面片側萎縮症（hemifacial atrophy）

　原因不明の顔面片側に進行性萎縮をきたす疾患である（図 20）．病変は口唇，下床では骨まで及び，Parry-Romberg 症候群と呼ばれる．現段階で

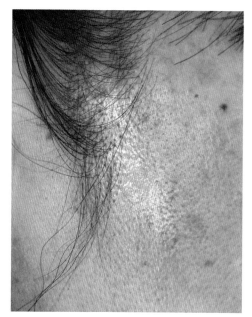

図 17. 斑状強皮症
中央に蠟様光沢と辺縁にわずかな発赤を
認める.

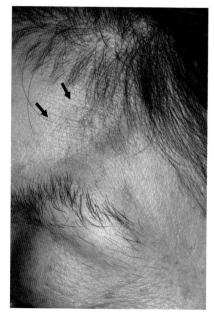

図 18. 剣創状強皮症(左眉毛部から
頭部にかけて)

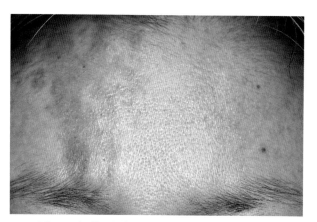

図 19. わずかな陥凹がみられる右額にみられた
幅広い帯状色素沈着

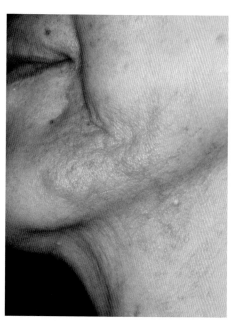

図 20. 剣創状強皮症と同一患者の同側下顎部
にみられた皮膚の萎縮性局面

は限局性強皮症の特殊型として扱われている[11].
顔面以外,下肢にも片側の萎縮を合併する例があ
り,四肢の診察も忘れずに行う.

d)ヒトアジュバント病

外傷または美容目的などでパラフィンまたはシ
リコンなどの異物注入後,数年~数十年後に生じ
る様々な膠原病様の状態を指す(図21)[12].

6.IgG4関連疾患

免疫異常や血中IgG4高値に加え,リンパ球と
IgG4陽性形質細胞の著しい浸潤と線維化により,
同時性あるいは異時性に全身諸臓器の腫大や結
節・肥厚性病変などを認める原因不明の疾患であ
る[13].多彩な皮疹が報告されており,顔面の経験
例を提示する(図22,23).

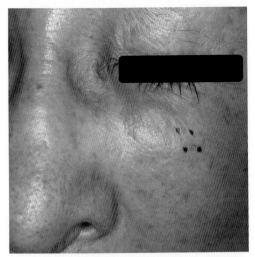

図 21. 美容目的で異物を注入して数十年後に生じた
顔面全体の硬化と多発硬結

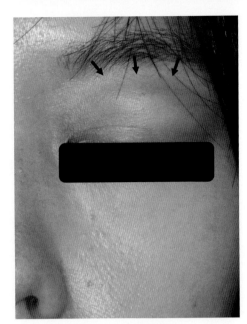

図 22. IgG4 関連疾患
左上眼瞼の比較的境界明瞭な柔らかい腫脹
（左＞右）

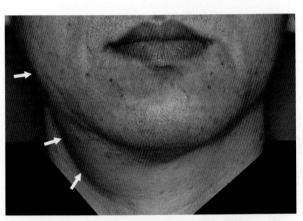

図 23. 木村病様外観を呈した IgG4 関連疾患.
右下顎～頸部の片側腫脹

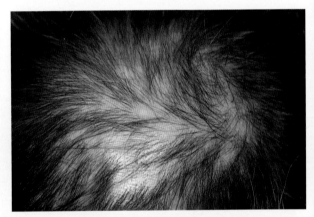

図 24. 小型の多発斑状脱毛（SLE）

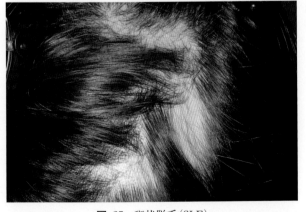

図 25. 斑状脱毛（SLE）

頭にみられる皮膚症状

1. SLE による多発性斑状脱毛（図 24）

治療により回復するが, 疾患の活動性と平行し
て再燃する. 小型多発の場合と斑状脱毛は（図
25）, いずれも外用, または抗マラリア薬の内服で
改善することが期待できる.

2. DLE による瘢痕性脱毛

DLE による脱毛（図 26）は非可逆的であり, 迅
速な診断と早期の治療開始が肝要である. ステロ
イド局注, 多発難治例では HCQ が第一選択とさ
れる.

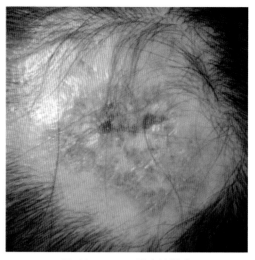

図 26. DLE の瘢痕性脱毛

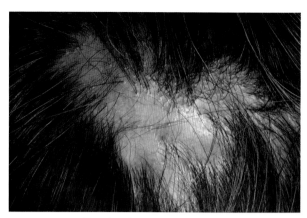

図 27. 斑状強皮症患者の頭にみられた帯状硬化性
陥凹性病変と脱毛

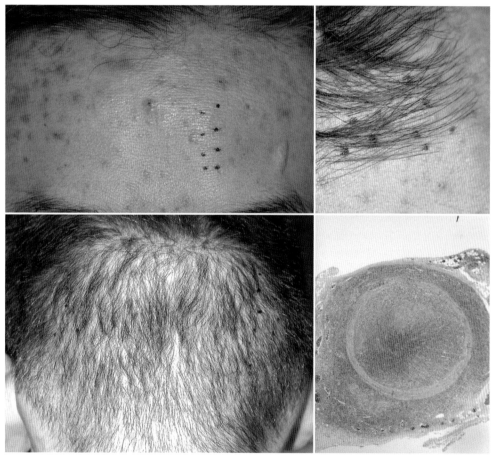

図 28. 前額，側頭部，後頭部にみられた索状の硬結（点線部）
結節性痒疹を合併した症例．病理組織学的動脈炎が確認された．

3. 剣創状強皮症(図 27)(p. 58 参照)

4. 側頭動脈炎(巨細胞性動脈炎)

　高齢発症の全身症状，眼症状と炎症反応の亢進，病理では巨細胞浸潤を伴う血管炎である[14]．現在は後者の病名が使用されている．Juvenile temporal arteritis は成人発症例があり，臨床的にこめかみまたは頭部に数 cm にわたる索状の皮下硬結が散発的に触れ，軽度の圧痛を伴う(図 28)．末梢血好酸球の増多[15]．全身症状を欠き，頭部に索状に触れる皮疹または硬結がある場合は本症を想起する．ときに結節性痒疹を併発する．

結　語

　膠原病と類症は多彩な皮膚症状を呈する．その初期症状は，ときに common disease の皮疹に類似することがあり，注意が必要である．膠原病に伴う様々な皮膚症状と初期の皮疹を見極めることにより全身性疾患の早期発見と治療が可能となり，疾患予後の改善にもつながる．

文　献

1) Sontheimer RD, Thomas JR, Gilliam JN：Subacute cutaneous lupus erythematosus：a cutaneous marker for a distinct lupus erythematosus subset. *Arch Dermatol*, **115**：1409-1415, 1979.

2) Kuhn A, Landmann A：The classification and diagnosis of cutaneous lupus erythematosus. *J Autoimmun*, **48-49**：14-19, 2014.

3) 横川直人，住友直文，三浦　大ほか：新生児ルー
プス. *Jpn J Clin Immunol*, **40**：124-130, 2017.

4) Lee LA, Weston W, Buyon J：Cutaneous manifestations of neonatal lupus without heart block. *Lupus*, **19**：1112-1117, 2010.

5) 片山一朗：シェーグレン症候群の皮膚症状．皮膚臨床，**39**：285-291，1997.

6) Tanikawa A："Sjögren syndrome". Fitzpatrick's Dermatology in general medicine, McGraw-Hill, 2019.

7) Mathian A, et al：Relapsing polychondritis：A 2016 update on clinical features, diagnostic tools, treatment and biological drug use. *Best Pract Res Clin Rheumatol*, **30**：316-333, 2016.

8) 自己免疫疾患に関する調査研究班多発筋炎・皮膚筋炎分科会(編)：皮膚筋炎・多発筋炎治療ガイドライン，診断と治療社，pp. ix，2018.

9) Okiyama N, Kohsaka H, Ueda N, et al：Seborrheic area erythema as a common skin manifestation in Japanese patients with dermatomyositis. *Dermatology*, **217**：374-377, 2008.

10) 武井修治：特異的自己抗体検査と若年性皮膚筋炎の治療．日本医事新報社，**4754**：56，2015.

11) 浅野善英ほか：限局性強皮症　診断基準・重症度分類・診療ガイドライン．日皮会誌，**126**：2039-2067，2016.

12) 熊谷安夫：ヒトアジュバント病の臨床的意義．臨床と免疫，**21**：726-737，1989.

13) Yamamoto M, et al：Mechanisms and assessment of IgG4-related disease：Lessons for the rheumatologist. *Nat Rev Rheumatol*, **10**：148-159, 2014.

14) 天野宏一：巨細胞性動脈炎．日内会誌，**104**：2139-2142，2015.

15) 池田智行ほか：高齢発症の若年性側頭動脈炎の1例．臨皮，**72**：670-674，2018.

MB Derma, **303**：63-77, 2020.

◆特集／かおとあたまの皮膚病診療

かおやあたまに生じやすい代表的な皮膚腫瘍

須山孝雪*

Key words：基底細胞癌（basal cell carcinoma），有棘細胞癌（squamous cell carcinoma），悪性黒色腫（malignant melanoma），Merkel 細胞癌（Merkel cell carcinoma），血管肉腫（angiosarcoma），良性付属器腫瘍（benign appendage tumor）

Abstract 顔や頭部に生じやすい皮膚・皮下腫瘍につき概説する．悪性腫瘍は基底細胞癌や日光角化症を発症母地とした有棘細胞癌，悪性黒子型黒色腫のほか，血管肉腫，Merkel 細胞癌，脂腺癌など比較的稀な疾患もある．固形悪性腫瘍では切除を第一選択とするが，癌種や悪性度，分布により切除範囲は異なる．治療効果・機能性・整容性を考慮した治療法の選択が求められる．良性疾患は必ずしも切除が必要な腫瘍ばかりでなく，自然消退が期待できるものもある．しかし，脂腺母斑のように二次的に悪性腫瘍の発生が危惧される場合は積極的に切除を勧める．また，肉芽腫などの炎症疾患でも消退しない場合は切除する．良性腫瘍を疑った場合でも，悪性腫瘍や炎症性疾患との鑑別が困難な場合には治療法も異なるため，皮膚生検を行う必要がある．

はじめに

顔面・頭部に好発する悪性腫瘍は基底細胞癌や有棘細胞癌，悪性黒色腫が代表的である．眼瞼腫瘍である Meibom 腺癌は，有棘細胞癌とは別に脂腺癌として記載する．稀ではあるが血管肉腫，Merkel 細胞癌も念頭に置かなければならない．良性腫瘍では他の良性腫瘍や悪性腫瘍，炎症性疾患などと臨床像が紛しいものも多い．治療法も異なるため正確な診断が必要で，多くの場合，皮膚生検を要する．

悪性腫瘍

1．基底細胞癌（basal cell carcinoma；BCC）

高齢者の顔面，とりわけ下眼瞼，鼻部，耳後部などに好発（図 1-a）する．ダーモスコピーでは arborizing vessels, leaf like area, large blue-gray ovoid nest などの所見がみられる[1]．通常は黒色だが，無色素性の場合は診断や切除範囲に苦慮する．約 5％の症例で多発する[2]．

病理組織像：表皮から真皮内へ腫瘍細胞が胞巣状に増殖する．基底細胞様の細胞で，胞巣辺縁で柵状配列する（図 1-b）．裂隙はアーチファクトであり，診断に必須ではない．

治療：原則は切除（図 1-c）である[3]．転移を生じることは稀だが深部組織に浸潤する傾向にあり（図 1-d～f），切除不能例には放射線照射を行うこともある．表在型 BCC にはイミキモド（ベセルナ®クリーム）や 5-FU 軟膏の外用が有効なことがある．イミキモドは保険適用外である．

2．有棘細胞癌（squamous cell carcinoma；SCC）

表皮ケラチノサイトの癌である．好発部位は顔面で，日光角化症（actinic keratosis；AK）や光線性口唇炎由来の SCC が多い．カリフラワー状に隆起することが多いが，初期は小さな結節（図 2-a）で良性疾患と区別がつきにくい．潰瘍化することもあり，難治性潰瘍をみたら一度は SCC を疑うべきである．前駆病変として他に Bowen 病，ヒ素

* Takayuki SUYAMA，〒343-8555 越谷市南越谷 2-1-50 獨協医科大学埼玉医療センター皮膚科，准教授

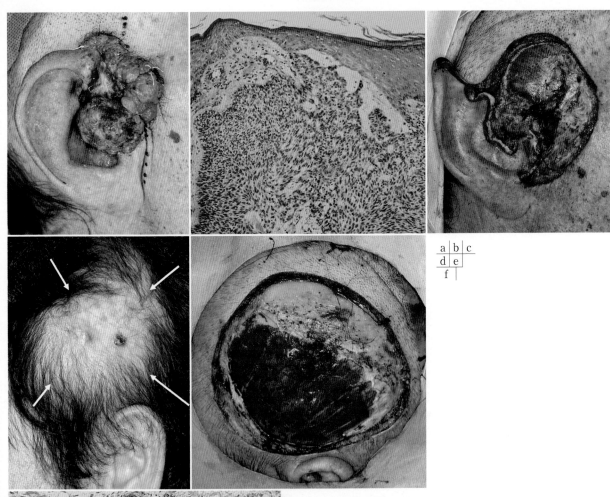

```
a b c
d e
f
```

図 1.
基底細胞癌
　a：外耳道に達する易出血性黒色腫瘤
　b：病理組織像では胞巣辺縁部で柵状配列する.
　c：下床は側頭筋膜・外耳道軟骨に達するため, 筋膜, 軟骨,
　　　耳介の一部を含めて切除
　d：側頭部の一部に黒色丘疹を伴う脱毛斑. 大部分が無色素
　　　性のため境界は不明瞭
　e, f：マッピング生検後に骨膜は残し側頭筋を一部含めて
　　　切離したが(e), 腫瘍は筋層内にまで浸潤していた(f).

角化症, 熱傷角化症, 放射線角化症がある. 特殊
ではあるが, ソラフェニブやベムラフェニブなど
の薬剤によって SCC が多発することがある[4].

　病理組織像：異型な有棘細胞様細胞の増殖がみ
られる. 高分化SCCでは癌真珠などの角化傾向が
あり(図2-b), 低分化SCCでは角質が乏しく紡錘
形腫瘍細胞の増殖のみとなり, 間葉系悪性腫瘍と
鑑別が困難になる.

　治　療：原則は切除である[3]. AK ではイミキモ
ド外用や冷凍凝固を行うこともあるが, 再発率も
高い. 2 cm 以上の SCC にはセンチネルリンパ節
生検を行う. 頸部リンパ節転移(図2-c, d)が生じ
た場合は郭清術(図2-e)を行う. 放射線療法や化
学療法を組み合わせることもある. 化学療法は進
行期のほか, 補助療法としても用いる. 「みなし
1st line」として CA（シスプラチン（CDDP）＋ドキ

```
```

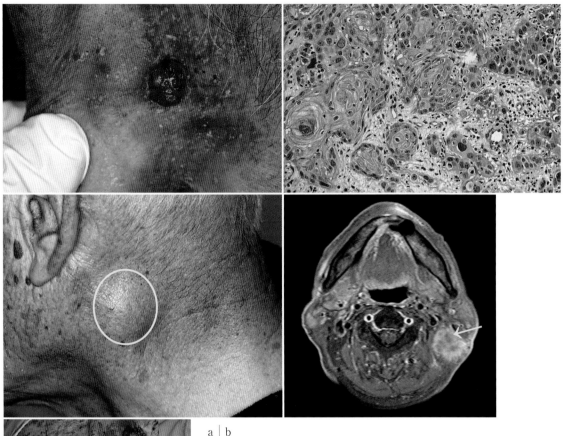

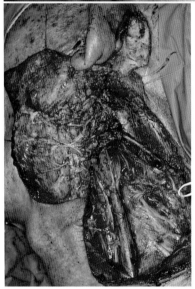

a	b
c	d
e	

図 2.
有棘細胞癌
　a：有棘細胞癌の臨床像．耳介後面の 1 cm の小さな角化性丘疹．一見，
　　　良性腫瘍にもみえる．
　b：病理組織像．好酸性異型細胞からなる胞巣内に癌真珠あり．
　c：術後 1 年で頸部にリンパ節転移が出現
　d：転移リンパ節は胸鎖乳突筋に浸潤．耳下腺リンパ節にも転移があっ
　　　た．
　e：選択的頸部郭清術．耳下腺や胸鎖乳突筋を含めた郭清を行った．皮
　　　膚科領域では原発巣の部位により頸部後方（副神経領域，耳介後・後
　　　頭リンパ節など）が郭清範囲となることがしばしばある．

ソルビシン（ADR））療法や FP（CDDP＋フルオロ
ウラシル（5-FU））療法などが定着している．イリ
ノテカン（CPT-11）は 2nd line として位置づけら
れている[5]．高度の下痢を生じる危険性があるた
め，採血で *UGT1A1* 遺伝子多型（保険適用）を調
べておく．内服抗癌剤の TS-1 は頭頸部癌に適用

がある[6]．将来的には頭頸部癌で使用されるセツ
キシマブ[7]や抗 PD-1 阻害薬セミプリマブ（cemi-
plimab）[8]が注目されている．切除や照射が困難な
場合は，姑息的に Mohs ペーストの外用による固
定[9]も有用である．

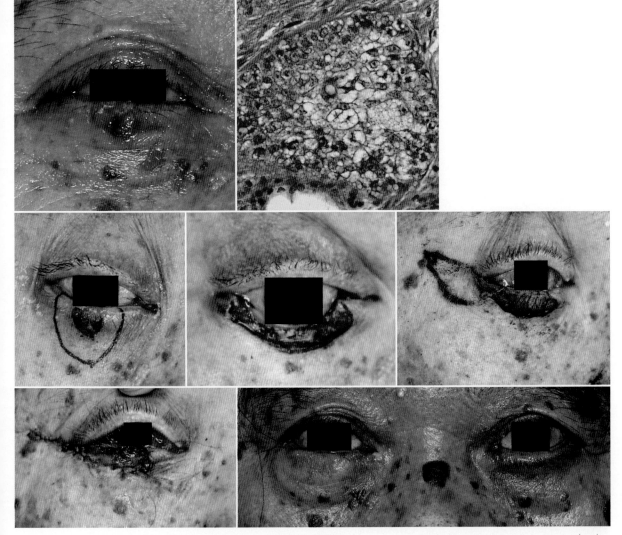

図 3. 脂腺癌

a：下眼瞼の Meibom 腺癌の臨床像. 黄色調の紅色結節
b：病理組織像. 腫瘍胞巣内に淡明な胞体の異型脂腺細胞がある.
c：5 mm 離して切除
d：下眼瞼の全層欠損を生じた.
e, f：後葉を鼻中隔軟骨で(e), 前葉を眼輪筋皮弁で再建(f)
g：1 年後. Aesthetic unit に一致した術創はほとんど目立たない.

a	b	
c	d	e
f	g	

3．脂腺癌（sebaceous carcinoma）

橙黄色の結節で, 眼瞼の脂腺である Meibom 腺に生じること（眼瞼型脂腺癌, Meibom 腺癌）が多い（図 3-a）. 皮膚の脂腺に生じる眼瞼外脂腺癌も露光部発生例が多い[10]. 局所再発のほか, リンパ節転移・遠隔転移を生じる[11].

病理組織像：腫瘍胞巣内に淡明な胞体の異型脂腺細胞がある（図 3-b）.

治療：5〜10 mm 離して切除するのが一般的

である. Meibom 腺癌は瞼縁に発生するため切除後に眼瞼が全層欠損になることが多く, 再建に苦慮する[12]（図 3-c〜g）. 付属器癌の治療はおおむね SCC に準じる.

4．悪性黒色腫（malignant melanoma；MM）

MM のなかで高齢者の顔面に好発するのは悪性黒子型黒色腫（LMM）である（図 4-a）. 眼球・鼻腔・口腔には粘膜型 MM も生じうる（図 4-b）. 口唇に生じた場合（図 4-c, d）, LMM か粘膜型 MM

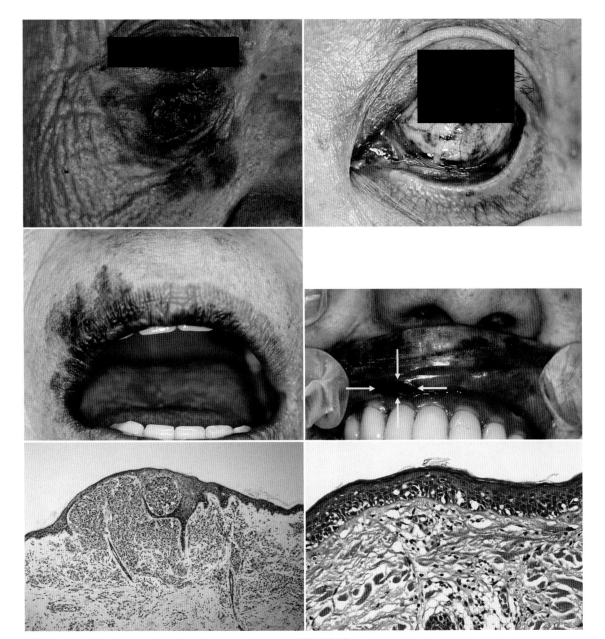

図 4. 悪性黒色腫

a：下眼瞼悪性黒子型黒色腫の臨床像．黒色斑のほぼ中央に結節が存在する．色素斑部は
　atypical pigment network を示す．

b：眼球の粘膜型黒色腫

c，d：上口唇の黒色腫．大半は色素斑（c）だが，口唇粘膜側に結節（矢印）がある（d）．

e：結節部の病理組織像．浸潤病変あり．

f：色素斑部の病理組織像．表皮内病変のみ．

か判別がつきにくい．LMM は黒色斑とその中央に黒色結節を生じる．Atypical pigment network や blue-whitish veil などのダーモスコピー所見は診断に役立つ．無色素性 MM や desmoplastic MM など，臨床的に診断のつきにくい症例は生検もやむを得ないが，2 mm 離した切除生検が望ましい．エコー，CT，PET-CT などの画像検査で所属リンパ節や全身検索を行う．腫瘍マーカーの 5-S-CD はいまだ保険適用がない．

病理組織像：萎縮し平坦になった表皮の基底層

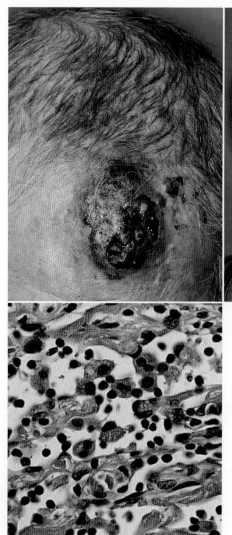
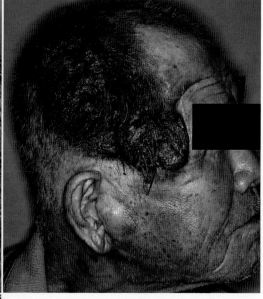

a | b
c |

図 5.
血管肉腫
　a：頭部の血管肉腫．紫斑・紅斑が不明瞭に存在し，
　　中央に結節がある．結節は潰瘍化する．
　b：進行すると大半が腫瘤になる．易出血性
　c：病理組織像．異型細胞からなる未成熟な血管腔

を中心に紡錘形の異型メラノサイトが個別性に増殖し，胞巣も形成する．真皮の弾性線維に日光変性を伴うことが多い(図 4-e)．結節部では異型メラノサイトが真皮内にまで浸潤する(図 4-f)．免疫染色で S-100, HMB45, melan A が陽性となる．

　治　療：切除が原則である．tumor thickness (TT)により 5〜20 mm 離して切除する．また，TT が 0.8 mm 以上の場合はセンチネルリンパ節生検[13]を提案・考慮(0.8 mm 未満でも潰瘍がある場合は考慮)すべきである．臨床的に頸部リンパ節に転移があればリンパ節郭清を行うが，センチネルリンパ節転移のみの場合は経過観察を行うこともある．しかし，頭頸部はリンパ流が一定せず，

すべてのセンチネルリンパ節の同定が困難な場合には頸部郭清を考慮する．

　術後補助療法としてインターフェロン β 局注が行われてきたが，現在では stege Ⅲ 以上に抗 PD-1 抗体(ニボルマブ，ペンブロリズマブ)や BRAF 阻害薬と MEK 阻害薬併用療法(BRAF 変異陽性の場合)が保険適用になっている．進行期 MM に対しては上記のほか，イピリムマブ単剤投与やニボルマブとイピリムマブの併用療法がある．第一選択で使用されていたダカルバジンの推奨度は下がった．かつては BRAF 阻害薬のベムラフェニブを単剤で使用したため SCC の発生報告が多数あったが，MEK 阻害薬を併用するようになり

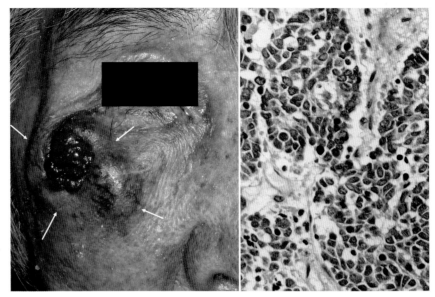

図 6.
Merkel 細胞癌
　a：右頬原発の Merkel 細胞癌
　b：病理組織像．Trabecular
　　　type を示す．

MM に対する治療効果の向上のみでなく，SCC の二次発生も減少した．BRAF 変異と同様，c-kit 変異(exon 5 か 13)がある場合はイマチニブも有効なことがある[14]．粘膜型 MM では BRAF 変異の陽性率が低いため，c-kit 変異の検索は期待できるが保険適用はない．

5．血管肉腫(angiosarcoma)

皮膚原発の血管肉腫は高齢者の頭部，顔面に好発し(図5-a)，全体の9割を占める．初期は紫斑で始まり，浸潤性局面や結節・腫瘤(図5-b)を生じる．易出血性で潰瘍を形成する．血行性・リンパ行性に転移し，肺・胸膜へ高率に転移・浸潤する．手術療法のみでなく化学療法，放射線療法を組み合わせた集学的治療が行われる．

病理組織像：大型で不整形な核を有する内皮細胞が不規則吻合状の管腔を形成し，真皮内から深部へと浸潤する．低分化の場合，管腔構造を作らず充実性に増殖する(図5-c)．結節性病変が多発し臨床的に Kaposi 肉腫との鑑別を要する場合，HHV-8 の免疫染色を行う[15]．

治　療：病変部から2〜3 cm 離して大きく切除することもあるが，結節部のみを切除し，速やかに化学療法や放射線療法に移ることもある．化学療法はドセタキセル(DTX)，パクリタキセル(PTX)によるウィークリーやマンスリー投与が1st line として用いられる(血管肉腫の保険適用は

PTX ウィークリー，DTX も頭頸部癌に適用あり)．パゾパニブ，エリブリン，トラベクテジンが2nd line として軟部肉腫に保険適用がある[16]．軟部肉腫に1st line の ADR やイホマイドが用いられることもある．

放射線治療：浅い病変には主に電子線照射が行われる．リンパ節などの深部には X 線照射が行われる．いずれも 50〜70 Gy で照射されることが多い[17]．

6．Merkel 細胞癌(Merkel cell carcinoma；MCC)

高齢者の顔面に多く発生し，紅色の結節としてみられる(図6-a)．リンパ節転移や血行性転移を生じやすい稀な皮膚癌である．免疫抑制が発症にかかわる[18]と考えられている．腫瘍より高頻度でポリオーマウイルスの DNA が検出され，発癌に関与していると考えられている[19]．

病理組織像：真皮内から皮下に好塩基性の小型の細胞が腫瘍胞巣を形成している．腫瘍細胞は細胞質に乏しく類円形の核を有している(図6-b)．腫瘍胞巣の増殖形態より，①trabecular type(胞巣が索状・分枝状に配列)，②small cell type(胞巣がびまん性に浸潤)，③intermediate type(①と②の中間型)の3型に分類されている．免疫染色では NSE，クロモグラニン A，CK20 が陽性[19]になる．TTF-1 は陰性．電子顕微鏡では細胞質内

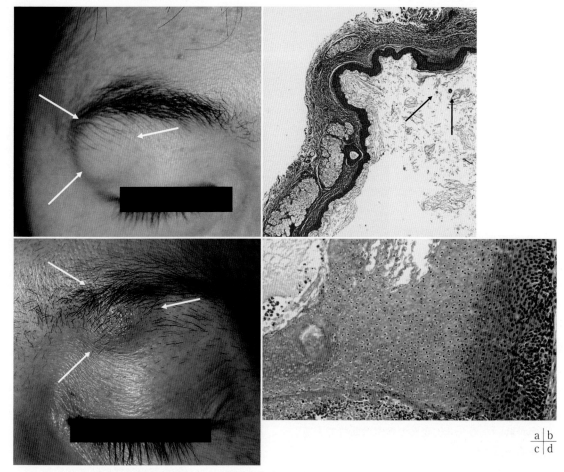

図 7. 眉毛部の皮下結節

a：上眼瞼外側の皮様囊腫
b：上皮様の壁内に毛包や脂腺などの皮膚付属器を含む．囊腫内に hair shaft（矢印）あり．
c：眉毛部の石灰化上皮腫
d：基底細胞様細胞，移行細胞，陰影細胞からなる毛包系腫瘍

に dense core granule が認められる．肺小細胞癌の皮膚転移が鑑別疾患となるが，肺癌では CK20 が陰性，TTF-1 陽性になることが多い．

治　療：手術が第一選択となる．1～2 cm 離して切除することが望ましい[20]．画像上で明らかなリンパ節転移がなければセンチネルリンパ節生検を行うか，予防的に放射線照射を行う．また，頸部リンパ節転移に対してはリンパ節郭清もしくは放射線照射を行う．MCC は放射線感受性が高い．現在では抗がん剤としてアベルマブが保険適用になっている．

良性疾患

色素性母斑，脂漏性角化症は割愛した．

1．皮様囊腫（dermoid cyst）

生下時よりある上眼瞼外側深部に好発する囊腫（図 7-a）で，表皮類似の壁構造だが，粉瘤と異なり毛包・脂腺・汗腺などの付属器構造を伴う（図 7-b）．このため内腔に毛髪が含まれることが多い[21]．

2．石灰化上皮腫（calcifying epithelioma）（毛母腫，pilomatricoma）

顔面・頸部に好発（図 7-c）．皮下に生じる骨様硬の結節で，基底細胞類似細胞と陰影細胞および移行細胞からなる（図 7-d）．悪性化は稀である[22]．

3．毛包上皮腫（trichoepithelioma）

顔面正中部に好発する硬い丘疹（図 8-a）で，病理は角質囊腫と毛芽類似の基底細胞様細胞からな

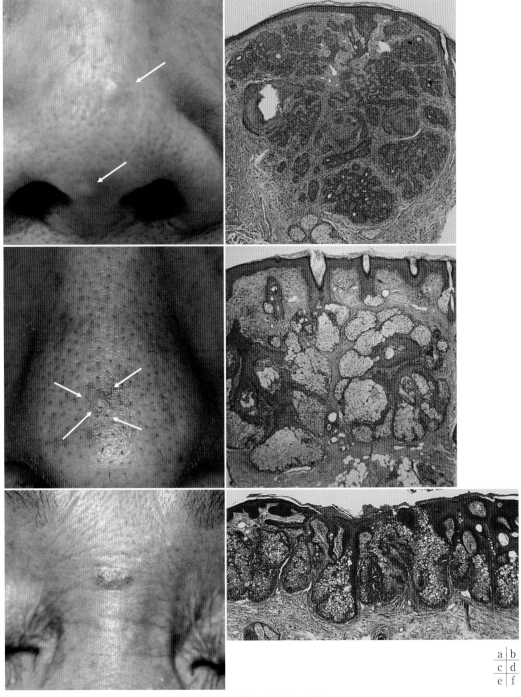

図 8. 鼻部や周囲の丘疹

a：鼻尖部・鼻中隔部の毛包上皮腫

b：真皮浅層に角質嚢胞と柵状配列した胞巣が混在．境界が明瞭．毛芽腫とともに BCC の鑑別疾患

c：鼻背部の脂腺増殖症．単発の場合，他の腫瘍と臨床的に鑑別が難しい．

d：成熟した脂腺が増殖している．

e：眉間部の脂腺腺腫．黄色の扁平隆起した丘疹

f：脂腺が直に表皮に開口する．

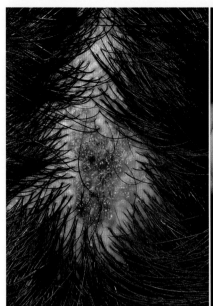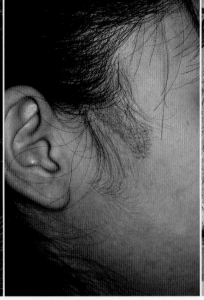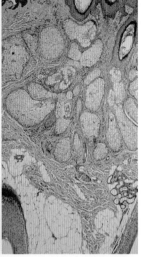

図 9. 脂腺母斑

a | b | c

a：被髪頭部の脂腺母斑の臨床像．やや黄色調の局面
b：顔面の脂腺母斑の臨床像．表皮母斑との鑑別が必要
c：病理組織像．毛髪を伴わない脂腺の増殖．表皮は肥厚し疣状になる．

る[21]（図 8-b）．毛芽腫（trichoblastoma）とともに BCC との異同が問題となる．

4．外毛根鞘嚢腫（trichilemmal cyst, pilar cyst）

粉瘤のなかでも表皮嚢腫（epidermal cyst）は顔面以外にも生じるが，trichilemmal cyst の多くは被髪頭部に皮下結節として生じる．Epidermal cyst と異なり顆粒層を経ずに角化（trichilemmal keratinization）する[21]．

5．老人性脂腺増殖症（senile sebaceous hyperplasia）

前額，鼻に生じる 2〜3 mm の白黄色丘疹（図 8-c）で，病理は成熟した脂腺の増殖[22]（図 8-d）である．

6．脂腺腺腫（sebaceous adenoma）

顔面・頭部に好発する扁平隆起性の丘疹（図 8-e）で，病理は多房性に増殖した脂腺が直接表皮に開口する[23]（図 8-f）．

7．脂腺母斑（sebaceous nevus）

頭部，顔面に黄色局面を生じる（図 9-a, b）．年齢とともに第 1 期，第 2 期，第 3 期と進み，隆起し疣贅状に凹凸が目立つ[24]．病理は年齢とともに

脂腺の増殖が目立ち，表皮肥厚（図 9-c）や異所性アポクリン腺が生じてくる．思春期以降の第 3 期になると syringocystadenoma papilliferum などの上皮系二次腫瘍が生じることもある．

8．ケラトアカントーマ（keratoacanthoma）

円形のドーム状に隆起する結節で，中央部が角化し，痂皮が付着する．急速に増大し自然消退する．多発することもある．SCC の鑑別疾患．

9．稗粒種（milium）

表皮直下に生じる 1〜2 mm の上皮性嚢腫で眼周囲などに白色丘疹として好発（図 10-a, b）．角化物を入れた嚢腫[21]で，熱傷瘢痕や植皮部などに続発性に生じることもある．注射針で小切開して内容の角質塊を排出する．

10．汗管腫（syringoma）

1〜2 mm の下眼瞼に好発する丘疹で，思春期ごろより多発する（図 10-c）．腋窩や外陰にも生じる．女性に多い．

病理組織像：真皮内に管腔形成をなすコンマ状の上皮索がある[25]（図 10-d）．CO_2 レーザーなどを行う．

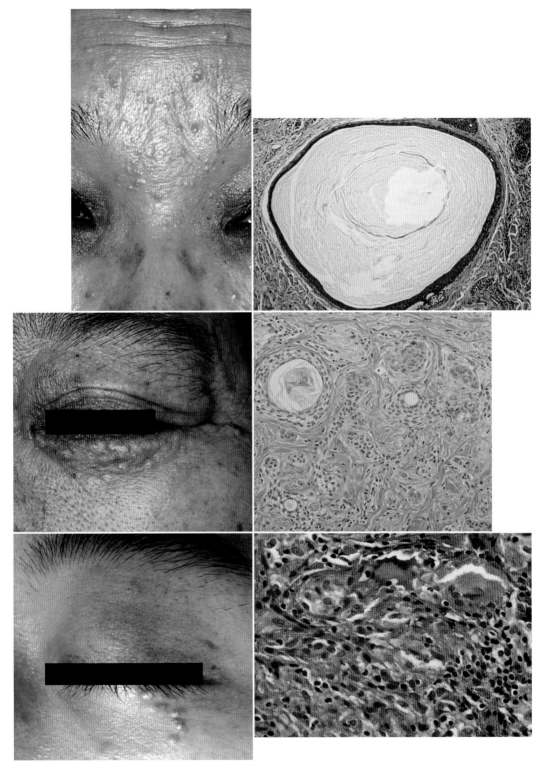

図 10. 眼周囲の多発小丘疹

a	b
c	d
e	f

a：眉間・眼周囲の稗粒腫

b：表皮直下の上皮性嚢腫．注射針などで小切開し内容を圧出する．自然消退するものもある．

c：下眼瞼部の汗管腫

d：真皮内に小管状構造が増殖．オタマジャクシ状・コンマ状などと表現される．

e：下眼瞼部の LMDF．下眼瞼に生じた場合，汗管腫と鑑別が必要

f：類上皮肉芽腫

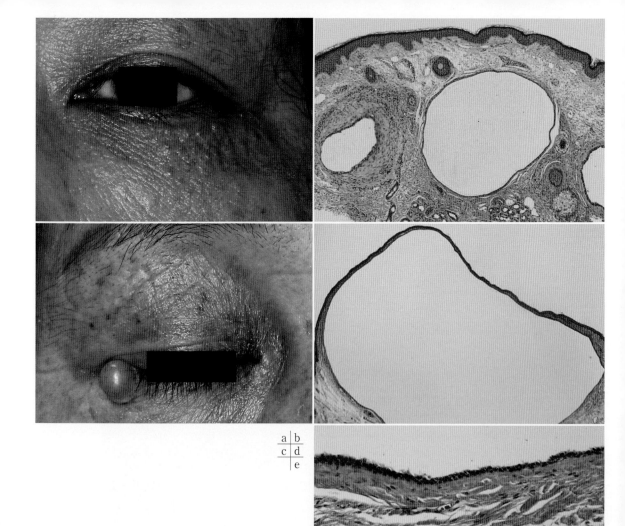

図 11. 汗腺系嚢腫
a：下眼瞼部のエクリン汗嚢腫. 図 10 と同様，汗管腫と臨床像が類似
b：病理組織像. エクリン汗管の貯留嚢腫
c：外眼角のアポクリン汗嚢腫
d：真皮内に大きな嚢腫構造あり.
e：壁の内腔面にアポクリンフリンジがみられる.

<**鑑別疾患**>**顔面播種状粟粒性狼瘡(lupus miliaris disseminatus faciei；LMDF)**

若年者の下眼瞼に好発(図 10-e)する. 左右対称性に丘疹・膿疱が生じ，慢性に経過する炎症性疾患である[26]. 病理組織像は中心壊死と類上皮肉芽腫(図 10-f)で，テトラサイクリンの長期投与が有効.

11. エクリン汗嚢腫(eccrine hidrocystoma)

中年女性の眼周囲に好発する多発性粟粒大丘疹(図 11-a). 夏に出現し，冬に軽快・消失する. エクリン汗管の貯留腫[25](図 11-b)で，LMDF と同様に汗管腫との鑑別になる. 切除や CO_2 レーザーなどを行う.

12. アポクリン汗嚢腫(apocrine hidrocystoma)

中年以降の顔面，眼周囲，頭部に好発する単発性の半球状隆起性の透明もしくは青色の結節(図 11-c)である.

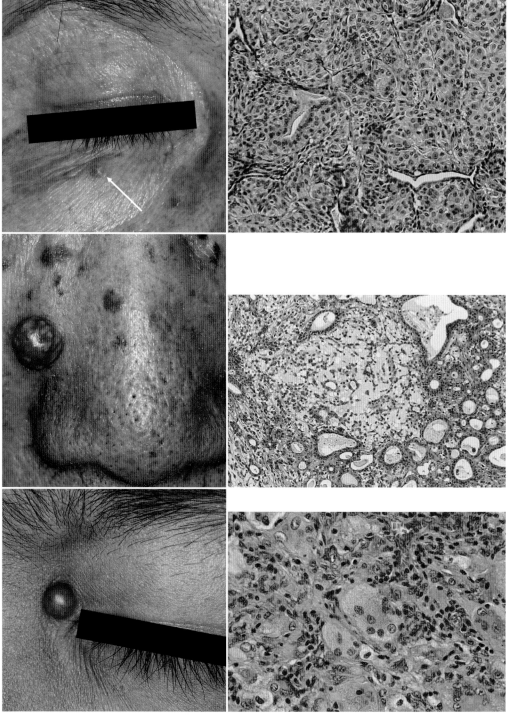

a	b
c	d
e	f

図 12. 汗腺腫瘍ほか

a：下眼瞼の結節性汗腺腫

b：導管様の構造と好酸性の上皮細胞からなる充実部が混在

c：頬部の皮膚混合腫瘍

d：腺管構造と軟骨様の間質からなり，腺管の外側に筋上皮細胞あり．

e：内眼角部の JXG．橙黄色ドーム状丘疹

f：脂質貪食組織球，巨細胞からなる肉芽腫

病理組織像：真皮内に大きな嚢腫構造があり，壁は1～2層の上皮からなる（図11-d）．断頭分泌を示すこともある[25]（図11-e）．

*学派によりエクリン汗嚢腫と同一のものとする考えもあるが，本稿では区別した．

13. 結節性汗腺腫（nodular hidradenoma）

頭部顔面に好発する，半球状に隆起，もしくは皮下に生じる5～30 mmの腫瘍（図12-a）．汗器官の種々の要素を含む（図12-b）．透明細胞がない場合でも clear cell hidradenoma と呼ばれることもある[25]．

14. 皮膚混合腫瘍（mixed tumor of the skin）

汗腺腫瘍の一種で，上口唇，鼻部のほか頭部に好発する1 cm程度の皮下結節（図12-c）である．被膜内に腺管構造と軟骨様の間質からなり，腺管の外側に筋上皮細胞がある[25]（図12-d）．

15. 若年性黄色肉芽腫（juvenile xanthogranuloma；JXG）

生後に生じる黄色表面平滑な丘疹である．頭部・顔面に好発（図12-e）し，病理組織像は組織球，黄色腫細胞からなる肉芽腫（図12-f）である．自然消退[26]しなければ切除する．

おわりに

代表的な顔面・頭部の腫瘍を概説した．特に顔面は治療後の整容面，機能面も重視されるため，適切な治療法の選択は不可欠で，肉眼所見のほか，皮膚生検，ダーモスコープなどを駆使して適確な診断が求められる．

文　献

1) 竹之内辰也，高橋明仁，土屋和夫ほか：顔面色素性基底細胞癌のダーモスコピー診断精度に関する検討．*Skin Cancer*, **23**(2)：166-170, 2008.

2) 須山孝雪，寺本由紀子，堤田　新ほか：基底細胞母斑症候群の1例．*Skin Cancer*, **26**：184-190, 2011.

3) 土田哲也，古賀弘志，宇原　久ほか：皮膚悪性腫瘍診療ガイドライン第2版．日皮会誌, **125**(1)：5-75, 2015.

4) 宇原　久：Melanoma and Non-melanoma Skin Cancers メラノーマ・皮膚癌 非メラノーマ皮膚がんの診断と治療．癌と化療, **36**：582-584, 2009.

5) 高橋　聡：Non-melanoma skin cancer の化学療法．*Skin Cancer*, **24**：504-509, 2009.

6) 堤田　新，山本明史，古川洋志ほか：S-1を用いた皮膚悪性腫瘍術後補助化学療法のpilot feasibility study．*Skin Cancer*, **24**(2)：301-304, 2009.

7) Maubec E, Petrow P, Scheer-Senyarich I, et al：Phase Ⅱ study of cetuximab as first-line single-drug therapy in patients with unresectable squamous cell carcinoma of the skin. *J Clin Oncol*, **29**(25)：3419-3426, 2011.

8) Megden MR, Rischin D, Schmults CD, et al：PD-1 Blockade with Cemiplimab in Advanced Cutaneous Squamous-Cell Carcinoma. *N Engl J Med*, **379**(4)：341-351, 2018.

9) 須山孝雪，堤田　新，寺本由紀子ほか：Mohsペーストとカルトスタット®を使用した巨大頭部悪性腫瘍の1例．日皮外誌, **15**(1)：7-8, 2011.

10) 安齋眞一ほか：脂腺癌（Sebaceous carcinoma）の臨床的観察．日皮会誌, **118**：1247-1252, 2008.

11) Duman DG, Ceyan BB, Celikel T, et al：Extraorbital sebaceous carcinoma with rapidly developing visceral metastases. *Dermatol Surg*, **29**：987-989, 2003.

12) 須山孝雪：【実践！皮膚外科小手術・皮弁術アトラス】眼瞼腫瘍の切除法と皮弁術．*MB Derma*, **288**：103-114, 2019.

13) 中村泰大，浅井　純，井垣　浩ほか：皮膚悪性腫瘍診療ガイドライン第3版．日皮会誌, **129**(9)：1759-1843, 2019.

14) Carvajal RD, Antonescu CR, Wolchok JD, et al：KIT as a therapeutic target in metastatic melanoma. *JAMA*, **305**(22)：2327-2334, 2011.

15) 須山孝雪，江口弘伸，寺本由紀子ほか：下腿血管肉腫の1例．臨皮, **67**：255-259, 2013.

16) 増澤幹男，竹中秀也，村田　哲ほか：頭部血管肉腫診療ガイドライン第2版．日皮会誌, **125**(10)：1871-1888, 2015.

17) 須山孝雪：ガイドラインに沿った皮膚悪性腫瘍の切除と応用．*Skin Surgery*, **27**：121-132, 2018.

18) Hartschuh W, Schulz T：Merkel cell hyperplasia in chronic radiation-damaged skin：its possible relationship to fibroepithelioma of Pinks. *J Cutan Pathol*, **24**(8)：477-483, 1997.

19) Feng H, Shuda M, Chang Y, et al：Clonal Integration of a Polyomavirus in Human Merkel Cell Carcinoma. *Science*, **319**(5866)：1096-1100, 2008.

20) Fang LC, Lemos B, Douglas J, et al：Radiation monotherapy as regional treatment for lymph node-positive Merkel cell carcinoma. *Cancer*, **116**(7)：1783-1790, 2010.

21) 泉　美貴(著)：毛包系病変. 皮膚病理診断 ABC 2 付属器系病変, 学研メディカル秀潤社, pp. 66-116, 2007.

22) Suyama T, Momose S, Yokoyama M, et al：Pilomatrical carcinosarcoma of the cheek：Immunohistochemical and molecular analysis of beta-catenin. *Pathol Int*, **67**：324-326, 2017.

23) 泉　美貴(著)：脂腺系病変. 皮膚病理診断 ABC 2 付属器系病変, 学研メディカル秀潤社, pp. 118-150, 2007.

24) Suyama T, Yokoyama M, Teraki Y, et al：Case of squamous cell carcinoma arising within a linear nevus sebaceus on the trunk. *J Dermatol*, **43**：1236-1237, 2016.

25) 泉　美貴(著)：脂腺系病変. 皮膚病理診断 ABC 2 付属器系病変, 学研メディカル秀潤社, pp. 152-217, 2007.

26) 泉　美貴：脂腺系病変. 皮膚病理診断 ABC 4 炎症性病変(泉　美貴, 檜垣祐子編), 学研メディカル秀潤社, pp. 122-123, 2013.

27) 馬場直子：新生児～乳児期にみられる皮膚疾患. 皮膚病診療, **41**(5)：406-420, 2019.

MB Derma, 303：78-85, 2020.

◆特集／かおとあたまの皮膚病診療

小児のかおやあたまに生じやすい皮膚腫瘍，母斑(症)

馬場直子*

Key words：乳児血管腫(infantile hemangioma)，毛細血管奇形(capillary malformation)，太田母斑(nevus of Ota)，石灰化上皮腫(calcifying epithelioma)，皮様囊腫(dermoid cyst)，脂腺母斑(sebaceous nevus)

Abstract 小児にみられる母斑や腫瘍は，成人のそれとは異なり自然消退傾向を示すものがある一方，自然消退はせず早期治療を要するものがあり，早期レーザー治療や手術適応となる．特に顔や頭にある場合は，保護者や患児の整容面での精神的負担が大きく，良性疾患であっても早く治療すべき場合がある．従来は経過観察でよいとされていた乳児血管腫も，後遺症や機能障害を残すおそれがある場合には，プロプラノロール内服治療が標準的治療となりつつある．手術を要する子どもの顔や頭に多い母斑・腫瘍には脂腺母斑，石灰化上皮腫，皮様囊腫などがあり，稀ではあるが平滑筋肉腫，造血器系悪性腫瘍の皮膚転移などは見逃せない．母斑や腫瘍が皮膚だけの問題か，皮膚以外の合併症を伴う可能性があるのか，将来の増大・腫瘍化の可能性の有無の見極めと，治療する場合は早期治療か待機手術か，最新の治療法は何かなど，患児にとって負担の少ない治療法と時期を考えることが重要となる．

はじめに

小児皮膚科の特徴の1つとして，母斑，腫瘍，形成異常などが多いことが挙げられる．それらが皮膚だけの異常なのか，皮膚以外の合併症を伴う可能性があるのかの見極めと，自然消退するのか，生涯不変で残るのか，増大したり腫瘍化したりする可能性があるのか，それぞれの自然史を考えることが要求される．また，治療を要するものであれば，早期治療が必要なのか，待機手術でよいのか，最新の治療法は何か，患児にとって最も負担の少ない治療法と時期を考えることが大切となる．特に，顔や頭にできた母斑や腫瘍は，だれの目にも毎日みえるため，保護者や患児の精神的負担が大きくなる．良性疾患であっても整容面で

の問題が大きい場合は，治療可能なものはできるだけ早く治療するべきと考える．

小児にみられる皮膚腫瘍は，成人のそれとは大きく異なり，乳児血管腫や血管芽細胞腫，先天性血管腫(RICH)，若年性黄色肉芽腫のように自然消退傾向を示すものが多くある一方，自然消退はせず，早期治療を要するものとして毛細血管奇形，太田母斑などがあり，これらは早期レーザー治療の適応となる．また，従来は自然消退するため経過観察でよいとされていた乳児血管腫も，瘢痕を残したり，視力などの機能障害をきたすおそれがある場合には，プロプラノロール内服治療を早期に行って，後遺症を防ぐことも標準的な治療となりつつある．他にも手術を要する子どもに多い母斑・腫瘍として脂腺母斑，石灰化上皮腫，皮様囊腫などがあり，稀ではあるが平滑筋肉腫，造血器系悪性腫瘍の皮膚転移などは見逃せない重要疾患である．

---
* Naoko BABA，〒232-8555 横浜市南区六ツ川
2-138-4 地方独立行政法人神奈川県立病院機構神奈川県立こども医療センター皮膚科，部長

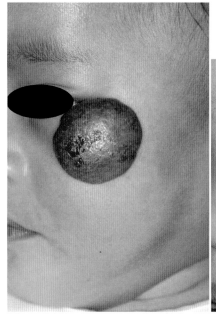 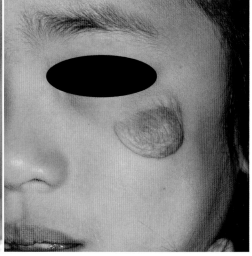

a. 1歳   b. 7歳

図 1. 乳児血管腫(腫瘤型)

早期治療すべきもの，全身検索が必要なものは早く専門機関へご紹介いただき，患児とご家族にとって最善の方向へ導いていただければ幸いである.

顔と頭に多い自然消退する母斑・腫瘍

乳児期の顔や頭にみられる皮膚腫瘍・母斑で，ほとんどが自然消退するため経過観察してもよいものにサモンパッチ，ウンナ母斑，乳児血管腫などがある. しかし，これらのうち乳児血管腫はタイプによっては機能障害をきたしたり，大きい場合は瘢痕や醜形の後遺症を残したりするため，早期の治療介入を要する.

1. サモンパッチ(正中部母斑)，ウンナ母斑

サモンパッチは正中部母斑とも呼ばれ，新生児のおよそ 1/3 にみられる. 額の正中と上眼瞼に，境界不明瞭な不整形の淡い紅斑がみられる. 鼻背や鼻翼，鼻の下にもみられることがある. 1歳過ぎにはほぼ自然消退するが，ときに成人までうっすらと残る場合がある. 特に額や鼻，鼻の下のサモンパッチは残ることがある. 消えない場合は，色素レーザー治療によく反応してほぼ消すことができる.

ウンナ母斑は，後頭〜項部にみられる逆三角形に近い形の比較的濃い紅斑で，しばしばサモンパッチに合併する. サモンパッチより消退が遅く，10年くらいで消える場合と，薄くはなるが成人まで残る場合がある.

2. 乳児血管腫(infantile hemangioma)

乳児血管腫は，局面型，腫瘤型(図1, 2)，皮下型(図3)に分類されるが，出生直後ないしは生後数日〜1か月の間に出現し，急速に増大し，6か月〜1年の間にピークに達し，その後は消退期に入る. 局面型では，何も治療せずに経過観察しても，3〜6歳ごろにはほぼ自然消退する. ただし，わずかなちりめん皺や色調の違いなどの痕は残る. 腫瘤型の場合は，いったん膨らんだ皮膚がしぼむため，皺やたるみ，瘢痕が残り，大きなものでは血管とともに増生した線維脂肪組織からなる腫瘤や，毛細血管拡張が残ってしまう(図1-b). ピークに達する前にできるだけ早くプロプラノロールの内服治療を行えれば，消退を早め，瘢痕を少なくすることができる. 顔面など露出部位にあり整容的に問題となるもの，頭部に大きくあり脱毛を残すおそれがあるもの，眼(図2)，鼻，口，耳(図3)の近くにあり視力や摂食，呼吸，聴力な

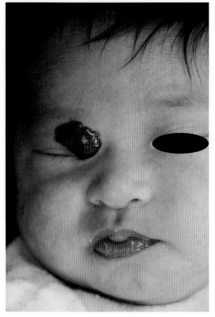

図 2. 1か月, 女児. 眼瞼に生じた乳児
血管腫
視力障害をきたすおそれがあり, プロ
プラノロール内服治療を開始

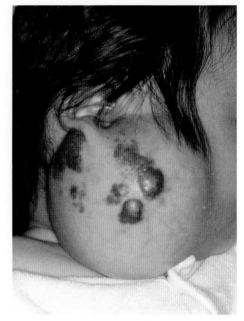

図 3. 3か月, 女児. 乳児血管腫（皮下型）
外耳道圧排による聴力障害と, 大きな瘢痕を
残すためプロプラノロールを導入

どに機能障害をもたらすおそれがあるものなど
に, プロプラノロール内服治療を生後5週以降,
5か月未満から開始し, 6か月〜1年間継続するこ
とが推奨されている[1)2)]. プロプラノロールは非選
択的βブロッカーであり, 低血圧, 徐脈, 低血糖,
気管支攣縮などの副作用をきたすおそれもあり,
十分なバイタルチェックを行いながら慎重に投与
することが必要である. 当科では最初の1週間は
入院管理のうえ, バイタルサインをモニターしな
がら少量から漸増して維持量に達して, 副作用が
ないことを確認してから外来フォローとしている.

顔と頭に多い自然消退しない母斑・腫瘍

自然消退は期待できず, 治療を要する子どもに
多い母斑・腫瘍として毛細血管奇形, くも状血管
腫, 血管拡張性肉芽腫, 太田母斑, 血管線維腫,
石灰化上皮腫, 脂腺母斑, 皮様嚢腫, などがある.
稀ではあるが悪性の皮膚病変として, 横紋筋肉
腫, 白血病・悪性リンパ腫の皮膚病変も頭頸部は
好発部位といえるため, 診断に迷う皮膚腫瘍をみ
たら躊躇せず速やかに生検し, 病理診断するべき
と考える.

1. 毛細血管奇形（capillary malformation）（ポートワイン母斑, 単純性血管腫）

従来, ポートワイン母斑, または単純性血管腫
と呼ばれていたが, 脈管病変を腫瘍と奇形に分類
する ISSVA 分類では, 毛細血管奇形（capillary
malformations；CM）とされている. 多くの場合
が散発例であるが, 家族例の報告もある. 発生頻
度は1,000出生に3程度で, 性差はない. 皮膚,
粘膜の毛細血管が拡張している病変であり, 発生
原因は胎生期における血管発生時期のエラーであ
ると考えられている.

出生時よりみられる平坦な赤色斑（図4）で, 全
身どこの皮膚にもみられ, 面積も多様であるが,
特に顔には多く, 次いで四肢にも好発する. 患者
の体の成長に比例して面積が拡大する.

思春期以降は紫色を帯びた暗赤色調となり, 組
織の過形成により隆起して敷石様の外観を呈する
ようになることもある. 顔面では, 成長に伴い頬
部, 口唇部では直下の軟部組織や骨の過形成をき
たし, 大唇症, 歯槽過形成, 歯肉腫, 上顎突出,
不正咬合など顔面の形態変形をきたし, かつ口腔
の機能異常を呈することもある.

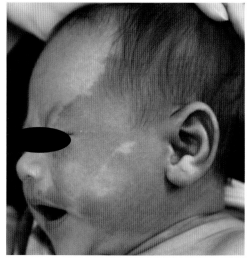

図4. 1か月, 男児. 毛細血管奇形
Sturge-Weber 症候群を合併した.

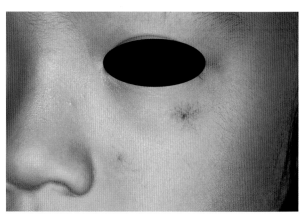

図5. 6歳, 女児. クモ状血管腫

片側性に三叉神経第1・2枝領域にあると, 眼の脈絡膜血管腫, 脳軟膜にも血管腫を伴い, 牛眼・緑内障, てんかん, 片麻痺などをきたすおそれのある Sturge-Weber 症候群を合併する(図4).

治療は, 皮膚冷却装備付きパルス可変式色素レーザーが治療の第一選択として広く使用されている. レーザー治療は, 局所麻酔クリームまたはテープによる疼痛緩和処置だけで行うことができる. しかし, 病変の面積が広く, 広範囲を一度に行わざるを得ない場合は, 全身麻酔が必要な場合もある. レーザー治療は保険適用があるが, 3か月以上の間隔をあけなければならない. レーザー治療後は熱傷の状態になるので, 患部を安静にして消炎鎮痛剤含有軟膏を塗り, ガーゼ・包帯で保護する.

2. クモ状血管腫

星芒状血管腫ともいい, 頬部に好発し手背や腕に生じることもある. 1〜2mm の鮮紅色の丘疹を中心として, 拡張した毛細血管が放射状に多数伸びた形態(図5)をとり, クモが足を広げた形にみえることからクモ状血管腫と呼ばれる.

自然消退しない場合が多いので, 色素パルスレーザー治療で中央の流入血管を焼けば消失する.

3. 血管拡張性肉芽腫

ボトリオミコーゼ(botryomycosis)ともいい, 数mm〜1cm 程度の大きさの半球状〜ポリープ状〜茸状に隆起した鮮紅色〜暗赤色の軟らかい腫瘤(図6)である. 目の周囲に好発し, 口唇, 口囲, 頬にも生じる. 易出血性で, わずかな摩擦ですぐに出血し, 容易には止まらない.

治療は, ステロイド塗布・圧迫療法, 色素パルスレーザー治療, 切除手術など.

4. 太田母斑

胎生期に神経管から遊走する皮膚メラノサイトの定着過程での障害で, 表皮基底層と真皮における限局性のメラニン沈着の増加によって皮膚が褐色〜青色にみえる.

生後すぐまたは数か月以内に, 片側の頬, 眼瞼, こめかみ, 額に青〜褐色の小斑点が多数集簇して生じる(図7). 重症例では下顎部にまでみられ, 稀に両側性もある. 眼の強膜や虹彩, 眼底にも色素沈着を認めることが多く, 眼球メラノーシスという. 他に, 鼓膜, 鼻粘膜, 口腔内に色素沈着を認めることがある.

生涯消えることはなく, 思春期ごろまでは徐々に濃くなる傾向にある. 思春期ごろにさらに濃くなり, 思春期に発症する遅発型もある.

治療は, Qスイッチ付きアレキサンドライトレーザー, Qスイッチ付きルビーレーザー, およびルビーレーザー治療が乳幼児期から行われる. レーザー治療を望まれない場合や色調が薄い場合は, カバーマークなどで目立たなくさせる場合も

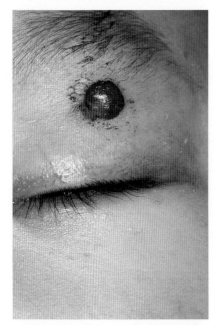

図 6. 4歳, 男児. 血管拡張性肉芽腫

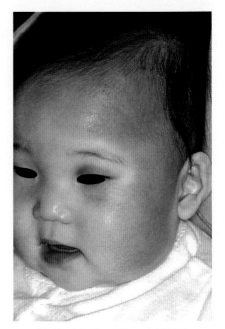

図 7. 6か月, 男児. 太田母斑

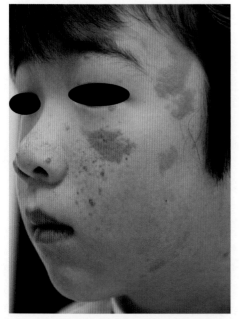

図 8. 7歳, 男児. 結節性硬化症の血管線維腫と forehead plaque

ある.

5. 血管線維腫

結節性硬化症の患児に, 1歳前後から頬, 鼻背, こめかみ, 額に淡紅色の小丘疹が出現し, 徐々に多発集簇し局面を形成する(図8). 成長につれて増加, 増大する. 集簇して紅色局面となったものを線維性局面(forehead plaque:図8)と呼ぶが,

額に限らない. 結節性硬化症は脳, 皮膚, 腎臓, 心臓など全身の臓器・組織に過誤腫様の腫瘍・結節を形成し, てんかんや発達障害をきたすことも多い. 出生直後から気づかれる皮膚症状としては白斑が最も多く, 躯幹・四肢に楕円形〜木の葉様の脱色素斑が現れる. 次いで, 1歳前後になると顔の鼻唇溝を中心に血管線維腫が出現し, その後, 腰背部に多い shagreen patch などが現れる. 爪周囲や口腔粘膜の線維腫やスキンタッグは思春期以降に現れる.

治療は, 脳腫瘍, 腎腫瘍に対してはエベロリムス内服が保険適用となっているが, 血管線維腫に対してはラパマイシン外用薬(ラパリムス®ゲル)が承認・発売されており, 1日2回の塗布にて血管線維腫の赤みも大きさもかなり退縮させることができる. 殊に, 幼少児においては顕著な効果がみられる. ただし光線過敏をきたすことがあるため, 外用しているときは遮光に努めるよう注意する.

6. 石灰化上皮腫(毛母腫)

乳幼児・小児の顔面, 頚部, 上肢に好発する石様硬の可動性のある皮下腫瘤で, 単発が多いが多発もある. ときに二次感染をきたして赤く腫れたり, 腫瘍自体が急激に増大する場合もある(図9). 良性腫瘍なので, 生活に支障がなければ7歳以降

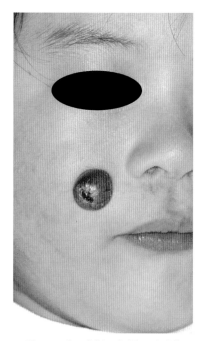

図 9. 5歳, 女児. 右頬の石灰化
上皮腫(15×14×7 mm 大)

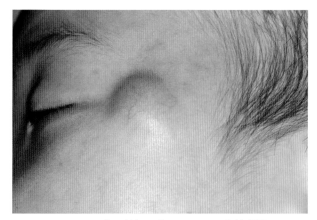

図 10. 1歳, 男児. 左こめかみの皮様嚢腫
眉毛外側からこめかみにかけての前頭頬骨縫合部に
好発する.

に局麻下で全切除する. 顔面などで急激に大きく
なり待てないようなら, 全身麻酔で早く切除せざ
るを得ない場合もある.

7. 皮様嚢腫(類皮嚢腫)

出生時よりみられる皮下腫瘤で, 上眼瞼外上方
から眉毛にかけての眼窩外側部に多くみられ(図
10), 前頭頬骨縫合部に一致する. 胎生期に, 外胚
葉である顔裂が閉鎖時の癒合過程で皮膚組織が残
存, あるいは迷入して生じると考えられている.
境界明瞭な cyst として軟らかく触れ, 可動性は少
ない. 自覚症状はなく, 年単位で増大傾向はある
が, あまり変わらないこともあり, 待てるような
ら7歳以降に局麻下で全切除することを原則とし
ている. 表皮で裏打ちされた嚢腫壁を持つ cyst
で, 腔内には角質, 脂質, 毛などを認める.

8. 脂腺母斑

皮脂腺の異常増生を特徴とする皮膚奇形の一種
であるが, 皮脂腺だけでなく表皮, 毛包, 汗腺,
真皮などの他の皮膚の構成成分にも異常がみられ
ることから, 類器官母斑(organoid nevus)とも呼
ばれている. 経時的に特有の経過をたどり, 第1
期(乳児期)→第2期(思春期)→第3期(成人期)で

異なる臨床像・組織像を呈し, 特に成人期では良
性腫瘍・悪性腫瘍が発生する可能性がある. ブラ
シュコ線に沿って広く多発し, 神経性・骨格系の
異常を合併する場合は, 神経皮膚症候群の1つで
ある線状脂腺母斑症候群を考える.

皮脂腺の多い頭部に圧倒的に多く, 次に顔面に
多い. 出生時から脱毛を伴う境界明瞭な黄色調を
帯びた橙紅色の, 表面がわずかに扁平隆起した顆
粒状脱毛性局面として生じる(図11-a). 思春期近
くになると, 表面が乳頭状, 疣状に隆起してくる
(図11-b). ときに痒みもある. 成人期では, 種々
の良性・悪性腫瘍が発生することがある. 良性腫
瘍としては, 乳頭状汗管嚢胞腺腫, 毛芽腫, 外毛
根鞘腫, 脂腺腫の発生が多い. 悪性腫瘍では, 基
底細胞がん, 有棘細胞がん, 脂腺がん, アポクリ
ン腺がん, 悪性黒色腫などが報告されている.

思春期以降に乳頭状に隆起してくること, 脱毛
斑としての整容的な問題, また成年期以降の二次
性腫瘍が発生する可能性があることなどの懸念か
ら, 切除・縫縮術が勧められる. 広範囲な場合は
一度に切除せず, 単純縫縮術が可能な大きさを
1~2年ごとに切除していくが, 全面積を縫縮しき

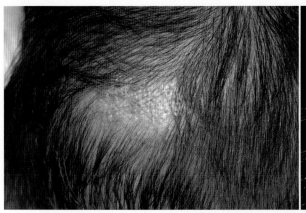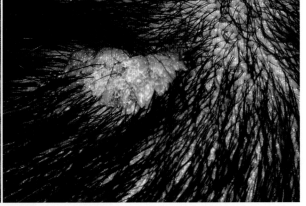

図 11. 1 か月, 男児. 左側頭部の脂腺母斑　　　　　　　　　　　　a｜b
a：表面が顆粒状の光沢のある黄褐色脱毛性局面
b：a の 12 年後. 思春期ごろにイボ状に隆起してくる.

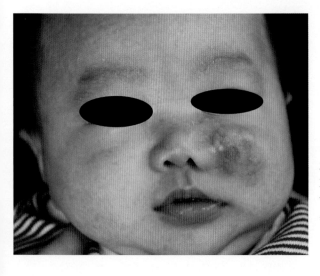

図 12.
3 週間, 男児. 横紋筋肉腫
左頬部に暗紫色に透見され, 表面の毛細血管拡張を伴う弾性硬の可動性不良な 26×22 mm 大の皮下腫瘤を認め, 左鼻翼を圧排していた. その後も急速に増大し, 表面が粗造となり硬さも増したため, 生検した.

れない広さの場合は, 形成外科的に tissue expansion の使用を考慮する.

9. 横紋筋肉腫

　小児の悪性軟部組織腫瘍では最多であり, 発症年齢としては 2/3 が 6 歳以下とされている. 未分化間葉系細胞から発生し骨格筋への分化を示す悪性腫瘍である. 先天性のものは稀で 0.4〜1％との報告があり, 好発部位は組織型によって異なるが, 頭頸部（図 12）, 泌尿生殖器領域, 四肢に多い. 小児の横紋筋肉腫は全身どこからでも発生し得る. 膀胱などの平滑筋しか存在しない部位や, 横紋筋組織の存在しない部位からでも発生し得る. 発症年齢は 2/3 が 6 歳以下（2〜5 歳で全体の 65％, 1 歳以下が 5〜6％）. 組織型より胎児型, 胞巣型, 多形型に分かれるが, 胞巣型は胎児型より

予後不良であり, キメラ遺伝子陽性のものは予後不良とされている. 免疫染色では筋原性腫瘍マーカーである desmin が陽性, 横紋筋への分化を示す myogenin・MyoD1 が陽性を示す.

　治療は化学療法が主で, 機能的, 形態的欠損を示さない場合には切除, また放射線療法が併用されている. 化学療法はほぼ全例で行い, 放射線は中間型リスク以上で全例に施行する.

10. 白血病・悪性リンパ腫の皮膚病変

　白血病や悪性リンパ腫が皮膚に浸潤し結節や腫瘤を形成する（図 13）場合があり, その頻度は, 組織学的皮膚白血病（LC）の有病率は 3.4％, 臨床的・組織学的 LC の有病率は 4.5％とされる. LC があると, ステージが進行しており予後不良の傾向がある[3]. LC を疑う症状としては, 結節が最も

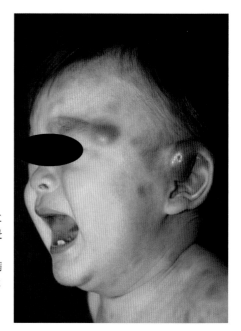

図 13.
11か月，男児．白血病皮膚浸潤
左こめかみと耳前部に暗紫色の皮下腫瘤が出現し，急激に
増大し，後頸部にリンパ節腫脹があり，しだいに全身に浸
潤のある紫紅色斑が多発してきたため皮膚科を受診した．
末梢血液像で異形白血球を多数認め，皮膚生検にて白血病
細胞の稠密な浸潤を認め，急性単球性白血病の皮膚浸潤と
診断した．

多く半数以上を占め，丘疹，斑がそれに続くが，
約60％で複数の形態がみられる[3]．好発部位は頭
頸部と下肢であり，新生児は皮膚所見を複数認め
る[4]．

　皮膚浸潤があるタイプの白血病の全生存率は，
ないものに比べて有意に低く，再発がより多く発
生する[3]とされているため，皮膚病変を早期に診
断し，早期治療につなぐことが重要である．

おわりに

　顔や頭の皮膚病変はだれの目にもみえるだけに
ご家族にとっては大変気になり，集団生活に入る
前に治療を希望して受診される方も少なくない．
自然消退が期待でき経過観察するだけでよいもの
と，治療介入が必要なものを正確に鑑別し，早期
治療するべきもの，全身検索が必要なものは早く
専門機関へご紹介し，患児と家族にとって最善の
方向へ導ければ幸いである．

文　献

1) 厚生労働科学研究費補助金難治性疾患等政策研
　究事業 難治性血管腫・血管奇形・リンパ管腫・リ
　ンパ管腫症および関連疾患についての調査研究
　班：血管腫・血管奇形・リンパ管奇形診療ガイド
　ライン 2017(https://www.marianna-u.ac.jp/va/
　guidline.html)．
2) 馬場直子：βブロッカー．血管腫・血管奇形 臨床
　アトラス(大原國章ほか編)，南江堂，pp. 19-21,
　2018.
3) Gouache E, et al：Leukemia Cutis in Childhood
　Acute Myeloid Leukemia：Epidemiological, Clin-
　ical, Biological, and Prognostic Characteristics of
　Patients Included in the ELAM02 Study.
　HemaSphere **2**：e141, 2018.
4) Andriescu EC, et al：Pediatric leukemia cutis：
　A case series. *Pediatr Dermatol*, **36**：658-663,
　2019.

FAX による注文・住所変更届け

改定：2015 年 1 月

　毎度ご購読いただきましてありがとうございます．

　読者の皆様方に小社の本をより確実にお届けさせていただくために，FAX でのご注文・住所変更届けを受けつけております．この機会に是非ご利用ください．

◇ご利用方法

　FAX 専用注文書・住所変更届けは，そのまま切り離して FAX 用紙としてご利用ください．また，注文の場合手続き終了後，ご購入商品と郵便振替用紙を同封してお送りいたします．**代金が 5,000 円をこえる場合，代金引換便とさせて頂きます．**その他，申し込み・変更届けの方法は電話，郵便はがきも同様です．

◇代金引換について

　本の代金が 5,000 円をこえる場合，代金引換とさせて頂きます．配達員が商品をお届けした際に，現金またはクレジットカード・デビットカードにて代金を配達員にお支払い下さい(本の代金＋消費税＋送料)．(※年間定期購読と同時に 5,000 円をこえるご注文を頂いた場合は代金引換とはなりません．郵便振替用紙を同封して発送いたします．代金後払いという形になります．送料は定期購読を含むご注文の場合は頂きません)

◇年間定期購読のお申し込みについて

　年間定期購読は，1 年分を前金で頂いておりますため，代金引換とはなりません．郵便振替用紙を本と同封または別送いたします．送料無料，また何月号からでもお申込み頂けます．

　毎年末，次年度定期購読のご案内をお送りいたしますので，定期購読更新のお手間が非常に少なく済みます．

◇住所変更届けについて

　年間購読をお申し込みされております方は，その期間中お届け先が変更します際，必ずご連絡下さいますようよろしくお願い致します．

◇取消，変更について

　取消，変更につきましては，お早めに FAX，お電話でお知らせ下さい．

　返品は，原則として受けつけておりませんが，返品の場合の郵送料はお客様負担とさせていただきます．その際は必ず小社へご連絡ください．

◇ご送本について

　ご送本につきましては，ご注文がありましてから約 1 週間前後とみていただきたいと思います．お急ぎの方は，ご注文の際にその旨をご記入ください．至急送らせていただきます．2〜3 日でお手元に届くように手配いたします．

◇個人情報の利用目的

　お客様から収集させていただいた個人情報，ご注文情報は本サービスを提供する目的(本の発送，ご注文内容の確認，問い合わせに対しての回答等)以外には利用することはございません．

　その他，ご不明な点は小社までご連絡ください．

株式会社　全日本病院出版会　〒113-0033 東京都文京区本郷 3-16-4-7F　電話 03(5689)5989　FAX03(5689)8030　郵便振替口座 00160-9-58753

FAX 専用注文用紙 5,000 円以上代金引換 (皮 '20.12)

Derma 年間定期購読申し込み（送料弊社負担）
□ 2021 年 1 月〜12 月（定価 41,690 円）　　□ 2020 年 1 月〜12 月（定価 41,690 円）

□ Derma バックナンバー申し込み (号数と冊数をご記入ください)					
No.	/	冊	No.	/	冊	No.	/	冊

Monthly Book Derma. 創刊 20 周年記念書籍
□ そこが知りたい 達人が伝授する日常皮膚診療の極意と裏ワザ（定価 13,200 円）　冊

Monthly Book Derma. 創刊 15 周年記念書籍
□ 匠に学ぶ皮膚科外用療法―古きを生かす，最新を使う―（定価 7,150 円）　冊

Monthly Book Derma. No. 300('20.9 月増大号)
□ 皮膚科医必携！外用療法・外用指導のポイント　冊

Monthly Book Derma. No. 294('20.4 月増刊号)
□ "顔の赤み" 鑑別・治療アトラス（定価 6,380 円）　冊

Monthly Book Derma. No. 288('19.10 月増大号)
□ 実践！皮膚外科小手術・皮弁術アトラス（定価 5,280 円）　冊

Monthly Book Derma. No. 281('19.4 月増刊号)
□ これで鑑別は OK！ ダーモスコピー診断アトラス（定価 6,160 円）　冊

PEPARS 年間定期購読申し込み（送料弊社負担）
□ 2021 年 1 月〜12 月（定価 42,020 円）　　□ 2020 年 1 月〜12 月（定価 42,020 円）

□ PEPARS バックナンバー申し込み (号数と冊数をご記入ください)					
No.	/	冊	No.	/	冊	No.	/	冊

PEPARS No. 147('19.3 月増大号)
□ 美容医療の安全管理とトラブルシューティング（定価 5,720 円）　冊

PEPARS No. 135('18.3 月増大号)
□ ベーシック＆アドバンス 皮弁テクニック（定価 5,720 円）　冊

□ 足爪治療マスター BOOK（定価 6,600 円）　冊

□ 日本美容外科学会会報 2020 Vol.42 特別号 美容医療診療指針（定価 2,750 円）　冊

□ 図解 こどものあざとできもの―診断力を身につける―　冊

□ Kampo Medicine 経方理論への第一歩（定価 3,300 円）　冊

□ 美容外科手術―合併症と対策―（定価 22,000 円）　冊

□ 足育学 外来でみるフットケア・フットヘルスウェア（定価 7,700 円）　冊

□ ケロイド・肥厚性瘢痕 診断・治療指針 2018（定価 4,180 円）　冊

□ 実践アトラス 美容外科注入治療 改訂第 2 版（定価 9,900 円）　冊

□ Non-Surgical 美容医療超実践講座（定価 15,400 円）　冊

□ カラーアトラス 爪の診療実践ガイド（定価 7,920 円）　冊

□ スキルアップ！ニキビ治療実践マニュアル（定価 5,720 円）　冊

□ イチからはじめる 美容医療機器の理論と実践（定価 6,600 円）　冊

その他(雑誌名/号数，書名と冊数をご記入ください)
□

お名前	フリガナ		診療科
		要捺印	

ご送付先	〒　　　―

TEL：	（　　　　）	FAX：	（　　　　）

FAX 03-5689-8030 全日本病院出版会行

年　　月　　日

住 所 変 更 届 け

お 名 前	フリガナ	
お客様番号		毎回お送りしています封筒のお名前の右上に印字されております8ケタの番号をご記入下さい。
新お届け先	〒　　　　　都 道 　　　　　　　府 県	
新電話番号	（　　　　　　　）	
変更日付	年　　月　　日より	月号より
旧お届け先	〒	

※ 年間購読を注文されております雑誌・書籍名に✓を付けて下さい。

☐ Monthly Book Orthopaedics （月刊誌）
☐ Monthly Book Derma. （月刊誌）
☐ 整形外科最小侵襲手術ジャーナル （季刊誌）
☐ Monthly Book Medical Rehabilitation （月刊誌）
☐ Monthly Book ENTONI （月刊誌）
☐ PEPARS （月刊誌）
☐ Monthly Book OCULISTA （月刊誌）

FAX 03-5689-8030

全日本病院出版会行

バックナンバー 一覧 2020 年11月現在

Monthly Book

Derma.

―― 2021 年度　年間購読料　42,130 円 ――
通常号 2,750 円（本体価格 2,500 円＋税）×11 冊
増大号 5,500 円（本体価格 5,000 円＋税）×1 冊
増刊号 6,380 円（本体価格 5,800 円＋税）×1 冊

※ 各号定価：本体 2,500 円＋税（増刊・増大号は除く）
※ 2015 年以前のバックナンバーにつきましては，弊社ホームページ（https://www.zenniti.com）をご覧ください．

口腔粘膜疾患のすべて

編集企画／東京歯科大学市川総合病院教授
　　　　　　　　　高橋　愼一

編集主幹：照井　正　日本大学教授　　　　No. 303　編集企画：
　　　　　大山　学　杏林大学教授　　　　福田知雄　埼玉医科大学総合医療センター教授

Monthly Book Derma.　No. 303

2020 年 12 月 15 日発行(毎月 15 日発行)
　　定価は表紙に表示してあります.
　　　　　　Printed in Japan

発行者　　末 定 広 光
発行所　　株式会社　全日本病院出版会
〒 113-0033　東京都文京区本郷 3 丁目 16 番 4 号 7 階
　　　　電話　(03)5689-5989　Fax　(03)5689-8030
　　　　郵便振替口座 00160-9-58753
印刷・製本　三報社印刷株式会社　　　電話　(03)3637-0005
広告取扱店　㈱メディカルブレーン　　電話　(03)3814-5980

© ZEN・NIHONBYOIN・SHUPPANKAI, 2020